El método de la no dieta

temas 'de hoy.

Profesor Ben Fletcher, Dra. Karen Pine
y Dr. Danny Penman

El método de la no dieta

Olvídate de las dietas y empieza a vivir

temas'de hoy. VIVIR MEJOR

Título original: *The No Diet Diet*

Publicado originalmente en Gran Bretaña en 2005 por Orion Books

Colección: VIVIR MEJOR
© Ben Fletcher, Danny Penman y Karen Pine, 2005
© de la traducción al español, Lelia Gándara, 2006
© Ediciones Temas de Hoy, S.A. (T.H), 2006
Paseo de Recoletos, 4. 28001 Madrid
www.temasdehoy.es
Primera edición: abril de 2006
ISBN: 84-8460-544-2
Depósito legal: M. 11.667-2006
Compuesto en J. A. Diseño Editorial, S. L.
Impreso en Lável Industria Gráfica, S. A.
Printed in Spain-Impreso en España

ÍNDICE

| capítulo | ¿Está listo para bajar de peso |
| uno | de forma permanente? |

El hábito es al principio ligero como una tela de araña,
pero muy pronto se convierte en un sólido cable.

PROVERBIO ESPAÑOL

Apagar la televisión, hacer reír a alguien y cantar en la ducha ¡pueden ayudarlo a adelgazar! Este libro le mostrará cómo hacer para adelgazar alrededor de un kilo por semana *sin dejar de comer* lo que quiera, cuando quiera y como quiera.

Parece imposible, ¿verdad? De hecho, nuestra investigación científica nos ha permitido descubrir un secreto para bajar de peso de forma sana y *¡para siempre!*, y es algo realmente sencillo y sin trampas. Tiene en sus manos un libro que es la culminación de muchos años de investigación científica y que le explicará los secretos para adelgazar de manera saludable. Y, lo que es más importante aún, el método que hemos encontrado gracias a nuestra investigación garantiza que los kilos de más ya no volverán.

El secreto del método de la no dieta reside en romper con los viejos hábitos que hacen que usted sufra de sobrepeso. Nuestra investigación científica nos ha llevado a descubrir que la gente obesa tiene algunos hábitos en común y, aunque parezca sorprendente, no se trata del hábito de comer de más. Si se logra romper con esas costumbres, se baja de peso. De hecho, hemos determinado que es casi imposible *no* bajar de peso.

Lo que hemos descubierto es tan poderoso y tan profundo que va mucho más allá de una simple *dieta*. Las dietas fomentan una actitud de *dos meses si, diez meses no* para bajar de peso que sólo conduce al deterioro de la salud, a la desilusión y la depresión. En cambio, el método de la no dieta lleva a realizar cambios permanentes y saludables en la vida y, lo que es aún más importante, a bajar de peso de forma definitiva.

El método de la no dieta es diferente de cualquier método para bajar de peso que haya conocido hasta ahora. Si usted sigue nuestro programa, adelgazará hasta alcanzar la figura ideal, saludable para su cuerpo. Y luego podrá mantenerla tanto tiempo como desee. No se utilizan comprimidos, ni medicamentos, ni trucos. Pero lo más importante es que no hay que seguir ninguna dieta de alimentos: lo que le decimos es, ¡olvídese de hacer dieta! Comience a disfrutar la vida *y al mismo tiempo* a bajar de peso.

El método de la no dieta lo ayudará a
- Adelgazar alrededor de un kilo por semana.
- Bajar de peso de manera sencilla sin estar contando calorías ni hidratos de carbono.
- Sentirse más saludable, más feliz y más atractivo.
- Estar seguro de bajar de peso de forma definitiva.

El mito de la dieta

Para entender cómo funciona el método de la no dieta, es necesario que primero comprenda por qué las dietas, *todas* las dietas, arruinan su mente, su cuerpo y su espíritu. Luego le mostraremos cómo algunos pequeños cambios en su forma de vida pueden llevar a grandes cambios en su peso.

Nuestra investigación nos ha permitido descubrir un secreto para adelgazar y mantenerse delgado para toda la vida. Algunos cambios mínimos en su vida llevarán a grandes cambios en la talla de su ropa. Y además, usted se sentirá más sano, se verá mejor, se sentirá más contento, y la vida tendrá más sentido para usted.

> *Si adelgazo, cuando dejo de hacer dieta, todo vuelve atrás.*
> *Estar gorda me hace sentir muy desdichada.*
>
> PAULA

Todas las dietas convencionales, y esto incluye las dietas bajas en hidratos de carbono, contienen el germen de su propia destrucción. Es importante entender que *nunca* se puede seguir una dieta durante más de unas semanas o, a lo sumo, unos meses. No es una cuestión de fuerza de voluntad. Su cuerpo se ha ido perfeccionando durante millones de años de evolución para conseguir y consumir comida. No se puede cambiar esta necesidad biológica básica, del mismo modo que no se puede eliminar la necesidad de respirar o el deseo sexual. Siempre se termina volviendo a comer de forma normal porque es biológicamente inevitable.

En la práctica, esto significa que cuando usted esté a dieta, estará constantemente sufriendo porque:

- *Sentirá hambre la mayor parte del tiempo.* En cambio, si usted sigue el método de la no dieta, su cuerpo irá ajustando naturalmente su apetito hasta adecuarse a sus necesidades energéticas y nutricionales. Y como ventaja adicional, estará muy ocupado disfrutando de la vida como para sentir hambre.

- *En la mayor parte de las dietas hay que estar contando calorías o evitando los hidratos de carbono, las grasas o las proteínas.* En cambio, el método de la no dieta es fácil, no es necesario contar calorías ni vigilar los hidratos de carbono.
- *Las dietas* que se ponen de moda *llevan a actitudes poco saludables respecto a la comida.* Nuestro método ayuda a reprogramar la mente para asumir una actitud más relajada hacia la comida. Digámoslo de este modo: si usted desea comer una barra de chocolate, simplemente, ¡cómasela!
- *La mayoría de las dietas generan un efecto* yoyo, que consiste en bajar rápidamente de peso para después volver a subir rápidamente. De hecho, existe una enorme industria dedicada a vender dietas que a largo plazo no funcionan. Si funcionaran, ¿quién pagaría una buena suma de dinero la próxima vez que apareciera una nueva dieta de moda? Es muy simple, no quieren que encuentre una dieta que funcione. Si usted sigue el método de la no dieta, no tendrá que volver a comprar un libro de dietas nunca más.

Como detestamos a la gente jactanciosa, dudamos un poco en proclamar a los cuatro vientos las bondades del método de la no dieta. Pero la industria de las dietas hace tanta bulla que si no explicamos detallada y claramente los beneficios de nuestro programa, tal vez usted nunca llegue a conocerlos. De modo que le pedimos que nos disculpe por un momento y pasamos a detallar las virtudes de el método de la no dieta. Y, por favor, tenga presente que se trata de la culminación de muchos años de ardua investigación científica y no de las quimeras del departamento de márketing de una gran corporación.

Cinco ventajas del método de la no dieta

- *Usted va a adelgazar.* Bajará hasta un kilo de peso por semana, es decir, cerca de cuatro kilos por mes, doce kilos en tres meses.
- *Va a bajar de peso hasta alcanzar su peso ideal.* Exactamente, el peso que usted desea tener. En unas pocas semanas, estará definitivamente más delgado. Y lo más importante es que va a verse más *sexy* porque se sentirá bien con su aspecto.
- *No volverá a recuperar los kilos perdidos.* El secreto de la dieta no está en bajar de peso, sino en no volver a aumentar. Nuestra investigación científica nos permitió descubrir no sólo el secreto para adelgazar sin sufrir, sino también el secreto para mantenerse en el peso ideal.
- *Estará más sano.* El sobrepeso ocasiona una gran cantidad de problemas de salud y el efecto yoyo de las dietas es aún peor. Si usted sigue el método de la no dieta va a reducir drásticamente el riesgo de padecer cáncer, enfermedades cardíacas, apoplejías y una larga lista de trastornos.
- *¡Se sentirá más feliz!* Como el programa del método de la no dieta se orienta tanto al cuerpo como a la mente, como efecto secundario, genera mayor felicidad y satisfacción. Esto también ha sido comprobado en las pruebas científicas del método de la no dieta.

Cómo funciona el método de la no dieta

Ahora que hemos llegado hasta aquí, vamos a decirle cuál es el secreto del método de la no dieta.

Comenzamos nuestra investigación sobre las dietas porque estábamos perplejos: nos preguntábamos por qué los que hacían dietas eran obesos. Puede parecer obvio ya que, seguramente, las personas que hacen dieta son obesas porque se trata de gente con sobrepeso que quiere bajar sus kilos de más... Nos dimos cuenta de eso también pero queríamos conocer las razones esenciales de *por qué* habían llegado a ser obesos. ¿Era porque comían demasiado, porque hacían demasiado poco ejercicio, o su sobrepeso se debía a alguna otra razón hasta entonces desconocida? Para encontrar la respuesta a esas preguntas, comenzamos a estudiar los hábitos de las personas obesas.

Al mismo tiempo, hicimos algo revolucionario: comenzamos a fijarnos en por qué alguna gente es delgada. Y lo que descubrimos fue sorprendente. Las personas obesas y las personas delgadas no difieren demasiado ni en cuánto comen ni en cuánto ejercicio hacen, sino en su *actitud* respecto del mundo. Pongámoslo en contexto. ¿Ha notado que mucha gente delgada (¡esos que lo tienen todo!), además, es más feliz, más despreocupada y más abierta? Probablemente usted crea que son felices porque no tienen problemas con su peso. Pero ¿no ha pensado nunca que podría ser justamente al revés? ¿Que mantienen el peso ideal porque están satisfechos consigo mismos? Si así fuera, ¿no revolucionaría esto por completo el mundo de las dietas?

Veamos otro ejemplo. La gente joven tiende a ser más delgada y también a tener una actitud más abierta y receptiva con respecto al mundo. Evidentemente, si esto es así, en parte es porque los jóvenes no han tenido mucho tiempo para aumentar de peso. Sin embargo, la razón también está en su actitud abierta respecto a la vida en general.

Hemos determinado que, globalmente, la gente feliz y de mentalidad abierta tiene una serie de hábitos y rasgos que los hacen permanecer delgados. Las personas obesas, en cambio, tienen otros hábitos que los llevan a aumentar siempre de peso. Tenemos que subrayar nuevamente que la razón esencial no está en el hecho de que esas personas coman de más o no corran trece kilómetros al día, sino en sus hábitos y rasgos de personalidad. Para decirlo de manera más clara aún, la talla aumenta a medida que los hábitos se arraigan.

A estas alturas sería comprensible que usted comenzara a desesperarse. «¡Oh, no! —estará diciéndose— ¡No sólo sufro de sobrepeso, sino que además voy a quedar atrapado para siempre en un cuerpo obeso!» Afortunadamente, nada más lejos de la verdad. Las personas somos increíblemente adaptables. El cambio no sólo es posible, sino que, además, es bastante fácil con el programa que hemos creado (a partir de la página 81).

El método de la no dieta se resume en la siguiente idea: cuanto más flexible sea su conducta (y cuanto más amplia sea su mentalidad), más va a adelgazar. Lo sabemos porque hemos pasado veinte años estudiando la flexibilidad en el comportamiento en universidades del Reino Unido y para el Consejo de Investigación Médica del Reino Unido (UK Government's Medical Research Council). Sí, lo que estamos diciendo es exactamente que si usted se vuelve más flexible en su vida diaria, va a bajar de peso. Pero no sólo eso. Además, se va a sentir más feliz, más satisfecho y tendrá cada vez más éxito en todos los aspectos de su vida.

Ahora bien, ¿qué significa, en realidad, ser flexible? Significa ir realizando pequeños cambios progresivos en su vida. Deberá hacer algo un poco diferente cada día. Cosas como detenerse y observar ciertos detalles camino al trabajo en lugar de correr directo a la oficina. Es decir, dedicar unos pocos minutos a observar las flores en el parque, las hojas de los árboles, la presión de la mano de un niño en su dedo, el aspecto de la persona que usted ama cuando se concentra, la forma en que una melodía sube y vuelve a bajar, el color de los ojos de un amigo, la luna llena en el cielo oscuro. Sí, ¡todas estas cosas son parte de un programa para bajar de peso!

Ser flexible también significa modificar sutilmente su carácter día tras día o seguir los caprichos de su corazón. Por ejemplo, si, por lo general, usted tiende a no tomar la iniciativa, podría tener que mostrarse más decidido por un día. O actuar de manera más pasiva si normalmente es una persona dinámica y que siempre toma la iniciativa. Cantar en la ducha o soltar una broma inesperada también son cosas que pueden ayudar a bajar de peso.

Suena demasiado bueno para ser verdad, ¿no es cierto? Alguna vez nos hemos sentido tan asombrados como usted debe de estarlo al leer estas líneas, pero las pruebas científicas han confirmado que el método de la no dieta funciona. Lo que le prometemos es simplemente lo siguiente: puede contar con que dentro de veintiocho días a partir de ahora pesará alrededor de 3,5 kilos menos. Y no sólo eso, también se sentirá más feliz y más satisfecho con la vida. Compruébelo usted mismo. No tiene nada que perder, ¡salvo la celulitis!

CAROL: UNA TÍPICA HISTORIA EXITOSA

¿Será muy difícil bajar de peso con el método de la no dieta? Carol piensa que no. Antes de comenzar el método de la no dieta, Carol tenía alrededor de dieciocho kilos de más. Tenía dificultades para moverse en su entorno y sufría constantemente de dolores en las articulaciones debido al exceso de peso. Aunque tenía apenas treinta y dos años, su médico le advirtió que el sobrepeso estaba poniendo en peligro su salud.

Carol probó muchas dietas. Entre los veinte y los treinta años, Carol se sometía a dieta todos los años durante los meses de mayo y junio para poder usar bikini en sus dos semanas de vacaciones. Después pasaba el resto del año acumulando kilos. Y cada año terminaba pesando un poco más.

«Yo era un caso sin esperanzas —dice Carol—. No importaba lo que hiciera, siempre volvía a subir de peso. Todas las dietas funcionaban durante un mes o dos pero luego empezaba a comer como antes otra vez. Entonces, comenzaba a deprimirme y, antes de que me diera cuenta, ya estaba obesa otra vez. Nada funcionaba de forma duradera.»

Carol escuchó hablar de nuestra investigación a través de un amigo común. Al principio fuimos reacios a incluirla en nuestra prueba clínica porque todavía estábamos haciendo ajustes en el método de la no dieta. Pero luego cedimos y pronto nos sentimos admirados por los progresos que logró.

«¡A los tres meses había bajado nueve kilos! —dice Carol—. A los seis meses había adelgazado diecinueve kilos. Ahora estoy en mi peso ideal y logré mantenerlo durante todo un año. ¡No puedo imaginarme gorda nunca más!»

Carol dice que lo más importante respecto al método de la no dieta es que muy pronto reforzó su confianza en sí misma y su autoestima. «Pero lo mejor de todo es que me encanta esta dieta —dice Carol—. Es como volver a la infancia. Hago algo nuevo y excitante cada día. Me siento mejor. Me veo mejor. Tengo mucha energía, y ¡soy más feliz!»

20 RAZONES POR LAS CUALES EL MÉTODO DE LA NO DIETA ES BUENO PARA USTED

1. Se baja de peso gradualmente.
2. Se baja de peso de forma definitiva.
3. Está científicamente probada y se basa en sólidos principios de la psicología.
4. Es divertida.
5. Mejora las relaciones con los demás.
6. Disminuye la ansiedad y la depresión.
7. Lleva a una alimentación más sana.
8. Ayuda a hacer lo correcto más a menudo.
9. No se basa en privaciones ni en sacrificios.
10. Reemplaza los malos hábitos por buenos hábitos.
11. Abre nuevos horizontes de experiencia.
12. Se ocupa de la persona en su conjunto.
13. Comienza por la cabeza, no por el estómago.
14. No está centrada en la comida, de modo que no genera una obsesión por los alimentos ni lleva a desarrollar una actitud poco saludable hacia la comida.
15. Equivale a tomar el futuro en sus propias manos y a no seguir prisionero del pasado.
16. No requiere medicación, productos especiales ni recuento de calorías o hidratos de carbono.
17. No lo desconecta de su apetito ni destruye su capacidad natural para reconocer si tiene hambre o no.
18. No genera daños en ningún órgano vital ni interfiere con las funciones naturales de su organismo.
19. Ensancha su vida en lugar de estrecharla.
20. Se basa en *lo que se puede hacer* en lugar de en *lo que no se puede hacer*.

PUNTOS CLAVE

- Las personas con sobrepeso tienen una serie de hábitos que las mantienen obesas. Sorprendentemente, comer de más no es, como podría pensarse, uno de ellos. El exceso en las comidas es una consecuencia de esos hábitos. Si logra romper con esos hábitos profundos, bajará de peso sin necesidad de estar contando calorías ni hidratos de carbono, sin sufrir hambre ni sentirse culpable.

- Las personas delgadas dejan de lado de forma natural los hábitos que hacen que las personas obesas sigan siendo obesas. el método de la no dieta ayuda a adoptar esos *secretos de la gente delgada.*

- el método de la no dieta es el resultado de muchos años de investigación científica y su validez ha sido demostrada mediante pruebas clínicas.

  Si usted adopta el método de la no dieta, nuestro programa le ayudará a
  — Adelgazar alrededor de un kilo por semana.
  — Bajar de peso fácilmente sin recuento de calorías ni hidratos de carbono.
  — Sentirse más sano, más feliz y más atractivo.
  — Asegurarse de que baja de peso de manera definitiva.

- Continuará bajando de peso hasta que haya completado el programa inicial de 28 pasos.

- No tendrá que hacer dieta, de modo que va a sentirse más relajado con respecto a la comida.

Sea flexible, sea delgado

*Las cadenas de los hábitos son demasiado débiles
para que las notemos, hasta que se vuelven demasiado
fuertes para que podamos romperlas.*

SAMUEL JOHNSON

¿Por qué es tan difícil bajar de peso de forma permanente? Si usted es un experto en hacer dietas, será un experto en alimentos, nutrición y ejercicios. Lo sabrá todo acerca de las calorías, los hidratos de carbono, las grasas y las proteínas. Conocerá los matices de las combinaciones de alimentos y el índice glucémico (GI). Y también sabrá que, en definitiva, la única forma de bajar de peso es quemar más calorías de las que se consumen.

Entonces, si usted cuenta con toda esta información en sus manos, ¿por qué simplemente no lo hace y baja de peso?

> *No es necesario obsesionarse con la comida ni elaborar un régimen de ejercicio físico agotador.*
>
> *INDEPENDENT*

¡Si fuera tan fácil! Entendemos lo que siente. No importa cuánto esfuerzo haga, siempre termina volviendo a lo mismo.

Es probable que usted haya bajado de peso en el pasado, tal vez hasta haya bajado mucho... Y sin embargo, al final siempre ha vuelto a engordar. Está totalmente decidido a adelgazar, cuenta con la motivación, el compromiso y la fuerza de voluntad para introducir los cambios necesarios en su vida, pero sin embargo, siempre vuelve a caer en lo mismo. ¿Por qué es tan difícil lograr que los cambios en el estilo de vida sean definitivos?

Hace muchos años decidimos descubrir las razones por las cuales las personas con sobrepeso experimentan tanta dificultad para deshacerse de manera permanente de los kilos de más. Por entonces hicimos algo revolucionario: decidimos observar qué hacía la gente delgada para conservar una figura esbelta. Los resultados nos parecieron sorprendentes y fascinantes al mismo tiempo. Y cuando los revelamos ante la Conferencia Anual de Psicología de la Salud de la prestigiosa Sociedad Psicológica Británica, nuestros colegas científicos quedaron pasmados. En cuestión de horas, nuestro trabajo desencadenó un frenesí en los medios de comunicación de todo el mundo: los titulares decían que habíamos descubierto el secreto de las dietas. Y lo mejor de todo era que habíamos descubierto el secreto para bajar de peso sin tener que hacer dieta.

En pocas palabras, los resultados de nuestra investigación en la Universidad de Hertfordshire se resumen así: *si usted es obeso, es porque se encuentra atrapado en una red de hábitos que le impide bajar de peso de forma permanente.* No importa cuán decidido esté a adelgazar, si usted no supera los hábitos que lo hacen engordar, estará condenado al sobrepeso para siempre. *Pero si rompe con esos hábitos, bajará de peso sin ningún esfuerzo.*

> el método de la no dieta *es mejor que la Atkins.*
>
> SUN

Todos sabemos que las dietas funcionan a corto plazo pero fallan a largo plazo. Se logra adelgazar unos cuantos kilos y se mantiene ese peso durante algunas semanas pero finalmente se entra en *crisis* y se vuelve a los patrones de alimentación habituales. En poco tiempo se engorda más de lo que se había adelgazado. Esto pasa porque todas las dietas fallan por no abordar el problema de fondo: los hábitos no saludables. Y los hábitos gobiernan nuestras vidas.

Máquinas de hábitos

Los hábitos son naturales e increíblemente poderosos. Nos ayudan a automatizar nuestras vidas permitiéndonos liberar nuestra atención y las facultades de nuestra mente para otros usos. La velocidad con la que los adoptamos es asombrosa. Uno deja las llaves del coche o de la casa en el mismo lugar una o dos veces, y ya se convierte en una costumbre. ¿Puede recordar la primera vez que tuvo que lidiar con los cordones de sus zapatos? Ahora puede atárselos con los ojos cerrados. De nuevo: es un hábito.

¿Recuerda qué difícil le resultó cuando era niño decidirse a quitar las ruedas laterales de su bicicleta? ¿Y qué orgulloso se sintió cuando logró montar sin ellas por primera vez? Todas las habilidades necesarias para mantener el equilibrio en una bicicleta y conducirla se convirtieron rápidamente en hábitos. Y además, aunque usted no haya montado en bicicleta durante toda una década, podemos prácticamente garantizarle que aún sigue siendo capaz de hacerlo. Así de poderosos son los hábitos. Una vez que los aprendemos, nunca los olvidamos. Y cuantos más hábitos aprendemos, más hábitos adquirimos. Nuestra mente es una fantástica máquina de hábitos. Podemos aprender algo nuevo y con la misma velocidad con que lo pensamos se transforma en un hábito.

> *Desde el punto de vista psicológico* [el método de la no dieta] *es como montar en bicicleta, un hábito más para el ser humano, que es una máquina de hábitos.*
>
> INDEPENDENT

A medida que crecemos, nuestros hábitos van ocupándose de tareas cada vez más complejas. Y cuanto más avanzamos en edad, más hábitos acumulamos y más arraigados están. ¿Recuerda qué difícil le resultó aprender a conducir un coche? El esfuerzo mental y la concentración eran enormes. Y ahora, ya ni se da cuenta. Ése es el punto clave: *usted ya no se da cuenta de que lo está haciendo*. Se han vuelto hábitos tan automáticos que cuando conduce, se cepilla los dientes o se anuda los zapatos, ya no es consciente de ello.

Pero los hábitos también tienen su lado oscuro. También pueden automatizar y fijar algunas conductas que nos hacen daño. Fumar es un hábito y una adicción. Beber en exceso también. Los hábitos también pueden mantenernos atrapados en formas negativas de pensamiento y de conducta. La ansiedad e incluso la depresión pueden ser el resultado de formas de pensamiento a las que estamos habituados. De hecho, casi cualquier cosa dañina contra usted mismo puede quedar fijada como hábito. Podemos llegar a repetir incesantemente por costumbre cualquier forma imaginable de hacernos daño a nosotros mismos. Y, digámoslo una vez más, *¡sin darnos cuenta de lo que estamos haciendo!*

El problema fundamental es que los hábitos no existen de forma aislada. Forman redes con otros hábitos. Cada uno está enlazado con los demás, arraigándolos y reforzándolos. Puede que un hábito, aisladamente, no sea demasiado fuerte pero la red de hábitos en su conjunto resulta increíblemente sólida y resistente. Cuando utilizamos la expresión *red de hábitos*, lo hacemos de forma deliberada, ya que podemos compararla a una red como la que forma una tela de araña. En efecto, una tela de araña no parece muy fuerte pero en relación con su tamaño es una de las estructuras más sólidas que conoce el ser humano. Para lo que pesan, los hilos de la araña son cinco veces más fuertes que el acero. Son tan fuertes que los científicos están pensando en utilizarlos para fabricar chalecos antibalas. Y la forma en que la tela de araña está entretejida en la red la hace increíblemente resistente a las roturas... exactamente igual que lo que sucede con las redes de hábitos.

Aunque la red de hábitos en su conjunto puede ser increíblemente fuerte y resistente al cambio, los hábitos considerados de uno en uno varían enormemente en el grado de dificultad que se necesita para romperlos. Algunos resultan fáciles de quebrantar. Dejar las llaves en un lugar que no sea el habitual es sencillo, es algo que se puede cambiar con mucha facilidad. Simplemente dejándolas en un lugar diferente unas cuantas veces, se rompe una vieja costumbre y se crea una nueva.

VENTAJAS DE ABORDAR LOS HÁBITOS DEL ESTILO DE VIDA

Cuando se abordan los hábitos del estilo de vida, en lugar de tener en cuenta solamente el consumo de alimentos, los beneficios que se logran tienen un alcance mucho mayor. Las personas que participaron en nuestro estudio tuvieron que someterse a tests psicológicos al comienzo y al final de los ensayos clínicos. Evaluamos sus niveles de ansiedad y de depresión.

Después de someterse a nuestro método *Haga algo diferente*, no sólo habían bajado de peso, sino que además habían disminuido sus niveles de ansiedad y de depresión. No nos sorprende, ya que la ansiedad y la depresión pueden sustentarse en formas habituales de pensar.

Hay otros hábitos que son más difíciles de modificar. Si está acostumbrado a conducir un coche y de pronto cambia a otro diferente, puede llevarle semanas acostumbrarse totalmente a él. Algunos son increíblemente difíciles de alterar. Los hábitos relativos a la comida y al ejercicio son de este tipo, ya que están profundamente arraigados en la red de hábitos. En realidad, el problema no es que esos hábitos en sí mismos sean difíciles de modificar, pero la forma en que están sostenidos y reforzados por otros hábitos determina su alto grado de resistencia.

Usted ha sido inducido a comer de determinada manera. Ha pasado la mayor parte de su infancia y adolescencia alimentando un cuerpo en crecimiento. En la práctica, esto significa que usted ha interiorizado algunos hábitos alimentarios. En el pasado, esos hábitos lo hubieran ayudado a sobrevivir en un mundo en el que la comida escaseaba pero esos mismos hábitos en un mundo que rebosa abundancia hacen que usted sea obeso. Los hábitos relacionados con la alimentación están profundamente arraigados dentro de la red de hábitos. Y están sostenidos por un gran número de hábitos igualmente difíciles de modificar.

> *El origen de sus problemas está en el pasado,*
> *pero ninguna de las soluciones se encuentra allí.*

Por esta razón fracasan las dietas. Cuando usted inicia una dieta, intenta romper con hábitos de alimentación profundamente arraigados simplemente cambiando el tipo de comida que ingiere. Pero así ataca sólo a una parte minúscula de su red de hábitos, y no toma en consideración todos los demás hábitos que los mantienen sólidamente afianzados. Tarde o temprano, esos hábitos lo van a empujar a volver atrás. No basta con atacar sólo los pocos hábitos directamente relacionados con la comida y el ejercicio. También hay que modificar los hábitos que los sostienen. Y esto sólo se puede hacer adoptando hábitos que estén fuera de la red de hábitos. Si logramos hacerlo, toda la red de hábitos se verá debilitada. En la medida en que progresivamente se vayan modificando más y más hábitos, día tras día, la red de hábitos perderá influencia sobre usted. Muy pronto comenzará a bajar de peso espontáneamente. Una vez despojado de sus hábitos nocivos, su cuerpo comenzará a orientarse hacia su peso naturalmente saludable.

Ésta es la esencia del método de la no dieta. Nuestro programa lo liberará de sus malos hábitos y de este modo lo hará adelgazar aproximadamente entre medio kilo y un kilo por semana, el ritmo ideal de perder peso recomendado por los médicos en todo el mundo.

De hecho, así es como las personas delgadas mantienen su peso ideal. Nuestra investigación nos permitió descubrir que las personas naturalmente delgadas cambian su red de hábitos negativa tan rápido como se forma. Lo hacen eliminando inconscientemente sus hábitos negativos, de modo que nunca se ven dominados por ellos.

> *Los hábitos generan inercia*
> *y la inercia es la enemiga*
> *de quien quiera bajar de peso.*

Ahora bien, ¿cómo hacen las personas delgadas para mantener constantemente su red de hábitos bajo control? Hemos descubierto que disponen de una serie de recursos mentales y comportamientos inconscientes que actúan conjuntamente para garantizar que conserven el control de sus vidas en lugar de verse sometidos a sus hábitos.

En esencia, la gente delgada:
1. Ve oportunidades donde otros ven barreras y *lo intentan*.
2. Tienden a aprovechar al máximo las situaciones, en lugar de caer siempre en los mismos viejos hábitos.
3. Dejan que las cosas fluyan y sigan adelante; no guardan rencor ni se lamentan de los errores del pasado, propios o ajenos.
4. No hacen tantas referencias al pasado en sus pensamientos ni en sus conversaciones.
5. Se plantean un desafío cada día.
6. Modifican sus hábitos regularmente y con facilidad.
7. Prueban cosas nuevas y experimentan.

8. Pueden convertirse en camaleones sociales cuando lo deseaan.

9. Analizan con regularidad las consecuencias de lo que dicen y hacen.

10. Tienen pocos hábitos, y los que tienen no están muy arraigados.

Obviamente, no todas las personas delgadas presentan estas diez características pero, en general, cuantas más características de esta lista presenta una persona, más probabilidades hay de que sea delgada.

Nos dimos cuenta de que una vez que habíamos comprendido los secretos de las personas delgadas, habíamos recorrido la mitad del camino hacia nuestro objetivo de ayudar a las personas obesas. Y éste es el punto donde el método de la no dieta se aleja radicalmente de cualquier método para bajar de peso que usted haya probado hasta ahora. Se basa en el éxito. Nos dispusimos a descubrir qué hacía la gente delgada de forma diferente a la gente obesa. *Qué era lo que estaban haciendo bien.* Una vez que identificamos los secretos de su éxito, comenzamos a diseñar un programa para bajar de peso que permitiera a la persona con sobrepeso adoptar fácilmente un procedimiento para modificar sus hábitos sin esfuerzo. El resultado fue el método de la no dieta. Pero no debe creer sólo en nuestra palabra. Hemos llevado a cabo numerosos ensayos clínicos y todos tuvieron como resultado un éxito extraordinario. Además, se nos han acercado profesionales de la salud de todo el mundo para que los ayudemos a poner en funcionamiento nuestro programa. El mensaje de estos profesionales es que el método de la no dieta puede triunfar donde las dietas convencionales fracasan.

> [El método de la no dieta] *se presenta como una estrategia muy razonable. No recomendemos a la gente que se plantee iniciar una dieta, ya que un día va a terminar abandonándola.*
>
> DR. TONI STEER, de la Unidad de Investigaciones sobre Nutrición Humana del Consejo de Investigaciones Médicas de Cambridge.

Indudablemente, nos sentimos halagados por toda la atención que suscitamos pero para nosotros la mayor prueba del triunfo son los testimonios de los seguidores exitosos de la *no dieta*. En las páginas que siguen encontrará muchos de esos testimonios, ¡y esperamos que pronto pueda sumárseles el suyo!

En este libro no trataremos de enseñarle a comer o a hacer ejercicio. No vamos a decirle que viva a sopa de col, ni que se atiborre de grasas, ni que se prive de pan tostado y pasta. Prometemos no enloquecerlo bombardeándolo con puntos o calorías. Tampoco vamos a aconsejarle que se llene con cocos o se atormente pensando qué es mejor, el índice glucémico (GI) o la carga glucémica (GL). Simplemente, vamos a ayudarlo a liberarse de sus hábitos.

Cuando se desprenda de esas preocupaciones, su fuerza de voluntad, libre de ataduras, le permitirá conseguir lo que desee. Nuestra investigación ha demostrado que se puede bajar de medio a un kilo por semana simplemente cambiando los hábitos. No le recetaremos ninguna dieta, ni píldoras, ni medicamentos, ni le recomendaremos aparatos novedosos. Como anunciaron los titulares de los periódicos de todo el mundo, hemos descubierto el secreto para bajar de peso y no tiene nada que ver con la comida ni con el ejercicio.

LOS DIEZ PRINCIPIOS DEL MÉTODO DE LA NO DIETA

1. **La mente humana es una máquina de hábitos.**
   Ha sido minuciosamente programada por la evolución para aprender rápidamente a hacer las mismas cosas una y otra vez. De otro modo, deberíamos volver a aprender, partiendo de cero, cada cosa que hiciéramos.

2. **Estamos programados para hacer reiteradamente las mismas cosas.**
   Nuestra mente está provista de mecanismos de aprendizaje altamente sofisticados. Es muy eficiente para detectar señales sutiles en el entorno. En la siguiente ocasión en que aparezcan las mismas señales, nuestros hábitos nos llevarán a responder exactamente de la misma manera en que lo hicimos en el pasado. ¿Ha notado con cuánta frecuencia hace las cosas de determinada manera o siguiendo una determinada secuencia, aunque no existan razones que lo obliguen a hacerlas de ese modo? Puede ser sentarse en el mismo sitio, hacer la limpieza de la casa de la misma manera, visitar los mismos lugares una y otra vez. En parte, esto sucede porque nuestros propios hábitos nos llevan inexorablemente a ello, pero también porque nuestro entorno está repleto de *disparadores* ocultos que pueden hacernos saltar inconscientemente como a un galgo detrás de una liebre. Por ejemplo, puede ser que todas las noches usted vuelva del trabajo a su casa por el mismo camino y que se detenga en el mismo lugar para tomar o comer algo. Si regresara a su casa por un camino diferente, tal vez esos disparadores ocultos no se desencadenarían y usted no se detendría a beber o a comer.

3. **Estamos atrapados en una red de hábitos que repetimos incesantemente.**
   La mente es una máquina de hábitos tan eficiente que, a medida que envejecemos, nos volvemos cada vez más dependientes de los hábitos. Podemos pasar largos intervalos de tiempo sin pensar de manera consciente. La mayor parte del día podemos conectar el piloto automático.

4. **Repetir los buenos hábitos es bueno para nosotros.**
   Los hábitos también pueden ser positivos para nosotros, ya que

no tenemos que volver a aprender constantemente las mismas cosas una y otra vez. Y además, podemos utilizar el poder de la mente para otras tareas. Reforzar los buenos hábitos, como cepillarse los dientes, es beneficioso.

5. **Al repetir los malos hábitos, repetimos constantemente los errores del pasado.**
Su mente, como la de todas las personas, no es muy eficiente para discriminar entre los buenos y los malos hábitos. La repetición de los hábitos negativos es física y psicológicamente perjudicial. ¡La interminable repetición de los malos hábitos equivale a una interminable repetición de los errores del pasado independientemente de cuánto empeño se ponga en evitarlo!

6. **Para dejar de repetir los errores del pasado, tenemos que *hacer algo diferente*.**
El poder de los hábitos negativos es bien conocido para los psicólogos. Muchos los han abordado intentando convencer a sus pacientes de que cambiaran sus formas de pensar. Pero no es fácil cambiar la forma de pensar o sentir. ¡Es demasiado difícil! Una y otra vez, la investigación ha demostrado que la mejor vía para modificar los hábitos de las personas es orientarlas a comportarse de manera diferente. Es mucho más fácil introducir pequeños cambios en las cosas que uno hace que intentar cambiar por completo la forma de pensar. Por esta razón, comenzaremos pidiéndole que *haga algo diferente*. Si usted hace algo diferente en su vida diaria, va a obtener algo diferente a cambio. Los pequeños cambios se refuerzan unos a otros logrando resultados drásticos a largo plazo. Muy pronto, usted podrá adoptar el estilo de vida de una persona delgada.

7. **La red de hábitos es increíblemente fuerte.**
Se mantiene firme gracias a la inercia, que es mucho más poderosa que las fuerzas del cambio. Por esta razón, los hábitos siempre se imponen a la fuerza de voluntad. Es necesario *hacer algo diferente*, de lo contrario, la red de hábitos permanece inalterable.

8. **Romper la red de hábitos es la clave para mejorar su vida.**
Al romper la red de hábitos, usted será libre de hacer lo que desee. En cambio, si su red de hábitos permanece intacta, cuan-

do intente introducir un cambio mayor, como comenzar una dieta, ésta siempre va a obligarlo a volver atrás. Tal vez pueda dominarse recurriendo a su fuerza de voluntad durante algunos días o semanas pero, finalmente, la red de hábitos lo volverá a atrapar en sus garras.

9. **Romper hábitos no conectados entre sí puede ayudar a desarmar la red de hábitos.**
   Muchas veces, un hábito está fijado por muchos otros, de modo que hay que comenzar rompiendo los hábitos que lo rodean para luego acabar con el que se desea. Esos hábitos *desconectados*, por lo general, parecen tener poco en común con los hábitos a los que nos referimos. Sin embargo, es necesario romperlos para llegar a los hábitos que queremos alcanzar.

10. **¡No sea una *máquina de hábitos*!**
    Obtenga lo que desea rompiendo su red de hábitos. No haga las mismas cosas de la misma manera todo el tiempo. Mantenga su mente abierta y vital, en lugar de dejar encendido el piloto automático. Mantenga un espíritu libre para no quedar atrapado por los hábitos. Muy pronto se sentirá más feliz y más saludable. Bajará de peso, mejorará sus relaciones personales, y, además, es muy probable que también mejore su vida profesional.

¿Por qué es útil la flexibilidad en el comportamiento?

- Habrá menos barreras en su vida.
- Cometerá menos errores y será más eficiente en todo lo que haga.
- Será capaz de hacer más por usted mismo y desplegará todo su potencial.
- Se sentirá mejor con usted mismo y tendrá una autoestima más elevada.
- Le resultará más fácil interactuar con los demás y será capaz de desenvolverse en situaciones nuevas con mayor facilidad.
- Se sentirá menos reacio a las nuevas ideas y tendrá mayor capacidad para hacer cosas positivas para usted.
- Adquirirá una comprensión más profunda de los demás y de las razones por las cuales se comportan de la forma en que lo hacen.
- Tendrá mayor capacidad para ver las cosas desde el punto de vista de otras personas.
- Su cuerpo cambiará de peso como reflejo a la flexibilidad de su conducta.

PUNTOS CLAVE

- Usted sufre de sobrepeso y es incapaz de modificar esa situación porque sus hábitos negativos son más poderosos que su fuerza de voluntad.

- Sus hábitos negativos están firmes en una red de sujeción que llamamos red de hábitos. Deberá ir rompiendo progresivamente esos hábitos de sujeción para debilitar la red de hábitos en su conjunto hasta llegar a un punto crítico.

- Al hacer esto, los hábitos negativos de su estilo de vida empezarán por debilitarse y terminarán por romperse. Cuando rompa esos hábitos, adelgazará espontáneamente.

- Las dietas centradas en la alimentación sólo se ocupan de una parte de la red de hábitos, y por esta razón, fracasan. El método de la no dieta apunta a toda la red de hábitos en su conjunto, y por eso, logra el éxito.

Usted *no* fracasa:
¡la dieta es la que fracasa!

Los malos hábitos son como una cama cómoda:
es fácil caer en ella, pero difícil dejarla.

ANON

Si las dietas funcionaran, usted no estaría leyendo este libro. Pero las dietas no pueden funcionar, y, de hecho, no funcionan. No podemos decirlo de manera más clara. Pensemos por un momento: si alguna dieta realmente consiguiera lo que promete, la obesidad epidémica hubiera sido superada hace ya muchos años.

El crecimiento de la obesidad ha sido tan rápido que existe el peligro de que afecte a la población al punto de que lo que acostumbramos a considerar sobrepeso comience a parecer normal.

Informe sobre Obesidad de la Comisión de Salud de la Cámara de los Comunes, mayo de 2004.

En cambio, ¿qué es lo que tenemos? Más de dos tercios de la población adulta del Reino Unido sufren de sobrepeso o de obesidad. Se trata de un problema que está creciendo de forma cada vez más preocupante. La obesidad ha aumentado más del 400 por ciento en los últimos veinticinco años.* Al mismo tiempo, una de cada cinco mujeres en el Reino Unido está a dieta, y las cifras son casi idénticas entre las adolescentes. Y lo más preocupante es que niñas de tan sólo nueve años consideran seriamente ponerse a dieta.**

Y en los Estados Unidos, el 45 por ciento de las mujeres hace dieta día a día. Esto parece un éxito rotundo de las dietas, ¿verdad?

> *Hay muy poca evidencia alentadora que sugiera que, en general, la gente con sobrepeso baja de peso. En cambio, existe amplia y clara evidencia de que el sobrepeso aumenta en gran manera los riesgos de contraer una amplia gama de enfermedades, y que cuanto más sobrepeso tenga una persona, mayores son esos riesgos. Y sin embargo, paradójicamente, se produce un tremendo incremento en el peso justo cuando hay más gimnasios que nunca, más opciones presentadas como formas saludables de alimentarse, y la dieta Atkins aparece en las listas de los libros más vendidos.*
>
> Informe sobre Obesidad de la Comisión de Salud de la Cámara de los Comunes, mayo de 2004.

Las dietas son tan poco efectivas para controlar el peso que alrededor del 95 por ciento de las personas que comienzan una dieta terminan tan gordas como un año antes (algunas

---

* Informe sobre Obesidad de la Comisión de Salud de la Cámara de los Comunes, mayo de 2004.
** Estudio dirigido por la doctora Karen Pine, publicado en *Clinical Child Psychology and Psychiatry*.

veces, incluso más obesas). Alrededor de la mitad de las personas que deciden iniciar una dieta la abandonan al cabo de unas pocas semanas. Nosotros nos enfrentamos a esta realidad todos los días cuando abrimos nuestra correspondencia y nuestro correo electrónico. La carta de Johanna es un ejemplo típico: «Tengo 39 años y he sido obesa durante al menos diez años. Actualmente peso 110,4 kg. Probé todas las dietas que existen en la faz de la tierra, pero ninguna tuvo éxito a largo plazo. Con la mayoría de ellas logré bajar entre seis y trece kilos pero luego siempre volvía a recuperar todo lo que había adelgazado y a veces, más. Me deprimí por mi peso y por ver cómo fracasaba rotundamente al intentar cambiar. Me doy cuenta de que tengo que ser capaz de hacer algo al respecto pero, simplemente, ya no encuentro la forma de hacer nada más. La obesidad hizo que estuviera deprimida toda mi vida adulta. En los últimos cinco años, fue aún peor. Todo lo que intenté fracasó. Durante los últimos seis meses busqué la ayuda de mi médico, un especialista que además practica la hipnoterapia. Pero nada pudo ayudarme. Ustedes son mi última esperanza».

Después de escribirnos, Johanna se incorporó a uno de nuestros programas de investigación. Ha estado bajando de peso de manera constante y saludable desde entonces. Completó el programa en un mes, tal como estaba planeado, y adelgazó 3,2 kilos. Cinco meses después de terminar el método de la no dieta, Johanna ya ha bajado más de 15,5 kilos. Y, adivinen qué: Johanna sigue aún bajando de peso de manera constante gracias a los cambios a largo plazo en su estilo de vida que generó el método de la no dieta. Ella sabe que su peso va a estabilizarse de manera natural alrededor del peso ideal. Si es un poquito más, ¿qué importa? Y si es un poquito menos, ¡mucho mejor! Johanna ya no está obsesionada por su peso ni por la comida. No sufre de depresión, ansiedad ni culpa. En cambio, se concentra en aprovechar todo lo que la vida le ofrece con la certeza de que está bajando de peso de manera decidida y saludable.

Johanna —como todos nuestros clientes— ahora entiende las razones por las que las dietas nunca funcionaron para ella, ni para usted, ni para prácticamente nadie.

Las dietas fracasan por muchas razones relacionadas entre sí. Éstas son algunas de ellas:

- La privación de comida lleva a una intensa ansiedad que finalmente impulsa a comer.
- El recuento de calorías o hidratos de carbono (o cualquier otra dieta de alimentos) conduce a la obsesión por la comida. Si se está constantemente luchando contra la ansiedad por comer, es, por lo menos, traumático que le estén recordando todo el tiempo la comida.
- Hacer dieta aleja a las personas de las sensaciones naturales de hambre y saciedad (de sentirse satisfecho).
- Las dietas transforman la comida normal en un fruto prohibido, y ¿quién puede resistirse?
- Muchas dietas privan al organismo de nutrientes muy importantes, como hidratos de carbono, proteínas, grasas y calorías. Esto puede ocasionar graves daños a largo plazo en su cuerpo, ¡si es que no entra antes en crisis!
- Con frecuencia, son complicadas y difíciles de cumplir.

Todas las dietas contienen el germen de su propia destrucción. Cualquier dieta que se base en la restricción terminará. Esto sucede simplemente porque, en una dieta, *la fuerza de voluntad no puede imponerse constantemente sobre el deseo de comer.*

Los conocimientos básicos de biología y psicología permiten ver por qué una dieta nunca puede tener éxito a largo plazo. Todos somos producto de millones de años de evolución que nos condicionan a salir a buscar comida y consumirla. No podemos cambiar este hecho biológico básico como tampoco se puede ir caminando a la luna. Para asegurarse de que comamos lo suficiente, la naturaleza nos ha dado el hambre. El problema surge cuando este funcionamiento se ve distorsionado por la dieta y, finalmente, termina bajo el control de una serie de hábitos negativos arraigados.

Esos hábitos llevan a que el hambre *real*, o sea, biológica, sea desplazada por hambre *falsa*. La falsa hambre se guía por mucho más que el deseo natural de comer. Los hábitos, las emociones, las expectativas, el condicionamiento social y un amplio bagaje de factores psicológicos pueden actuar al mismo tiempo creando un hambre falsa. Pero no se equivoque, si usted está a dieta, el modo en que se siente falsa hambre no es diferente de la sensación de hambre real. Y, desafortunadamente para los que hacen dieta, la falsa hambre parece desencadenarse muchísimo más fácilmente por el mundo exterior que la necesidad corporal de comer. Ver fotos de comida, el aroma de lo que está cocinándose o la visión de lujurias *prohibidas* puede desencadenar falsa hambre.

El 91 por ciento de las mujeres estudiadas recientemente en un campus universitario de Estados Unidos ha intentado controlar su peso mediante dietas, el 22 por ciento ha hecho dieta con frecuencia o siempre.

KURTH ET AL., 1995

Cuando alguien hace dieta, controla su peso aprendiendo a ignorar las señales internas de su cuerpo como el hambre biológica. En cambio, obedece a señales externas como el número de *puntos* o de gramos de hidratos de carbono que tiene una porción de comida. Así, deja de escuchar lo que su propio cuerpo le dice y, en lugar de eso, pasa a depender de un libro o una tabla que le indica qué debe comer. Los científicos llaman a esto *exteriorizar* los indicadores del hambre. Después de un tiempo, el cerebro atiende exclusivamente a los indicadores externos. Ignora los internos. Si sumamos a esto la sensación de falsa hambre, tan fácil de desencadenar, vemos que quienes están a dieta están constantemente en la cuerda floja donde un pequeño desliz lleva a la caída.

LA DEPRESIÓN POR LA DIETA

La dieta puede generar depresión y desconsuelo. En lugar de tratarse a sí mismo con amor y respeto, el que hace dieta puede comenzar a despreciarse. Un estudio que llevamos a cabo en la Universidad de Hertfordshire mostró hasta qué punto las personas que están a dieta sufren ansiedad y culpa.

Les mostramos imágenes de alimentos con chocolate como pasteles, budines y bombones. Y observamos que las imágenes no afectaban a quienes *no hacían dieta,* pero quienes *estaban a dieta* experimentaban una poderosa ansiedad y sentimientos de culpa.

Cuando alguien se somete a una dieta, esas emociones pasan a un primer plano. Hacer dieta lleva a sentir deseos muy intensos por la comida que uno se niega a sí mismo. Ese deseo está acompañado de la culpa asociada al hecho de desear algo que no se debería desear. Todo esto se suma a un desagradable conjunto de emociones negativas. La única forma de atenuar esos sentimientos negativos es interrumpir la dieta. Pero esto acarrea otra serie de emociones negativas y la sensación de fracaso.

No es de extrañar que las personas que hacen dieta muchas veces nos digan que se sienten infelices. La única forma de terminar con ese sufrimiento es dejar la dieta y buscar un camino para bajar de peso que no lleve a la mente y al cuerpo a un viaje por la montaña rusa de la desdicha. Y esto es lo que nosotros le ofrecemos.

¡Y lo peor de esta historia es que todas las imágenes de alimentos con chocolate que mostramos a las personas estudiadas habían sido tomadas de revistas de dietas!

Para quienes están constantemente a dieta hay algo aún peor. Cuando comemos, contamos con un *interruptor* innato que nos indica que estamos satisfechos si ya hemos comido lo suficiente. Es una pequeña vocecita en comparación con los rugidos que deja oír el hambre. Con la dieta, esa pequeña vocecita se apaga, se ahoga, haciendo que de ahí en adelante se pierda el control del peso.

La pérdida de este mecanismo natural de control del peso ha sido ampliamente estudiada por los científicos. Las investigaciones muestran que quienes hacen dieta son más propensos a salivar al ver comida que quienes no hacen dieta. O a desear muy intensamente la comida sólo por haber visto imágenes de alimentos. Otras investigaciones han mostrado hasta qué punto estaban alterados los mecanismos corporales normales de control del peso en las personas con sobrepeso. A la mayoría de la gente la comida le resulta menos atractiva una vez que ya ha comido. Durante un estudio científico, las personas delgadas evaluaron la comida como menos deseable después de haber comido una buena cantidad, pero las personas con sobrepeso no. Consideraban que sabía igualmente buena, aun cuando ya habían ingerido varios platos.

> *El 35 por ciento de los que suelen hacer dieta van tendiendo a formas patológicas de hacerlo. Entre el 20 y el 25 por ciento de ellos desarrollan síndromes parciales o totales de desórdenes de la alimentación.*
>
> SHISSLAK & CRAGO, 1995

Las dietas parecen muy buenas en teoría pero todas tienen un gran defecto en común: lo extremadamente difícil que resulta soportar la desesperación por la comida durante un determinado espacio de tiempo. Para hacerlo aún más difícil, uno está rodeado de tentaciones. Y, como usted sabe, el fruto prohibido es el más dulce de todos. Las dietas están centradas en la comida y esto empeora las cosas, ya que constantemente le recuerdan aquellas cosas a las que usted no puede acceder. Si tiene una fuerza de voluntad inmensa, podrá soportar el ansia por un tiempo, pero todo indica que nadie es capaz de vivir de esta manera el resto de su vida. De modo que, finalmente, abandonará la dieta y volverá a su forma normal de alimentarse. Una vez más, sus malos hábitos serán más fuertes que usted.

LAS CONSECUENCIAS DEL EFECTO YOYO DE LAS DIETAS

Hacer durante años dietas intensivas que generen el efecto yoyo puede causar desastres en su organismo. La actriz Britt Ekland pagó un alto precio por averiguarlo. Hace diez años se le diagnosticó osteoporosis, una enfermedad que debilita progresivamente los huesos haciéndolos mucho más propensos a las fracturas. Britt está segura de que esto se debe a los años que pasó bajando y subiendo de peso por culpa de las dietas. Recientemente declaró al *Daily Mail*:

«Soy una actriz y permanecer delgada es parte de mi trabajo. Igual que muchas personas famosas, he estado a dieta durante la mayor parte de mi vida adulta. He tenido que hacer dietas muy estrictas por razones de trabajo, y luego, cuando el trabajo terminaba, dejaba que mi peso volviera a subir nuevamente pero pocos meses después tenía que bajar de peso rápidamente, es decir, el típico yoyo de las dietas».

«El resultado de esto es que mi cuerpo se vio privado de vitaminas y nutrientes esenciales, lo cual sin duda contribuyó a mi osteoporosis.»

Ahora, Britt, que (externamente) está tan vivaz como nunca, tiene que tomar medicación contra la osteoporosis para hacer que los huesos recuperen su fuerza. Piensa que su experiencia debería servir como advertencia a quienes hacen dieta.

Para que una dieta funcione, cada día de su vida (durante el resto de su vida) deberá ser un día de dieta.

¿Y quién quiere pasar su vida de ese modo? Los que hacen dieta nos dicen que se despiertan por la mañana y lo primero en lo que piensan es en la comida. Imágenes de pan tostado, chocolate, pasteles y patatas fritas flotan en su mente de un lado a otro. Ninguna hoja de lechuga a la vista. Con una enorme fuerza de voluntad dejan estos pensamientos de lado. Naturalmente, esto produce desconsuelo. Entonces, lo primero que siente por la mañana la gente que está a dieta es un sentimiento persistente de infelicidad, de paraíso perdido. Hace falta muchísima fuerza de voluntad para obligarse a continuar viviendo de ese modo durante el tiempo que sea. Las tentaciones sensuales son demasiado potentes para ignorarlas. ¿Cuánto tiempo se puede soportar un estado de sacrificio permanente? ¿Realmente, es posible verse limitado todo el tiempo? Simplemente no, no lo es. No estamos hechos para eso. Somos hedonistas y siempre vamos a terminar buscando el placer. Y la privación constante no sólo provoca infelicidad, sino además sentimientos de ansiedad y desesperación. Estos sentimientos no sólo son tan corrosivos como el hambre, sino que además, psicológicamente, son infinitamente más dañinos.

ALIMENTOS PROHIBIDOS

Cuando hicimos un estudio de la cantidad de alimentos dulces, como budines y pasteles, que aparecían representados en las revistas, encontramos que había más en las revistas llamadas *de dietas* que en las revistas comunes de cocina o de salud. ¿Cómo es posible? Sucede que quienes están detrás de la multimillonaria industria de los métodos para adelgazar saben qué es lo que realmente les gusta ver a los que hacen dieta, ¡y no son hojas de lechuga! Entonces, los editores de esas revistas incluyen notas acerca de qué cantidad de esos alimentos *prohibidos* se puede consumir y las acompañan con apetecibles fotografías a todo color...

En los años cincuenta del siglo XX, un grupo de objetores de conciencia de Estados Unidos emprendió una huelga de hambre controlada para ver hasta qué extremo la falta de alimento afectaba al cuerpo humano. Básicamente, se les hizo pasar hambre, los estudiaron y luego se les devolvió la salud. Desde entonces, los resultados fueron utilizados por asistentes sociales en la ayuda a las víctimas del hambre y de desastres naturales. Tan pronto como los objetores de conciencia empezaron a bajar de peso, comenzaron a obsesionarse por la comida. Pasaban muchísimo tiempo hablando sobre comida, planeando platos e ideando recetas. En pocas palabras, desarrollaron una obsesión casi pornográfica con la comida. ¿Le resulta familiar?

Tratar de *no* pensar en comida cuando se siente hambre es prácticamente imposible. Y pensar en la comida conduce siempre inevitablemente a lo mismo: ¡a comer!

Estar a dieta no es una situación feliz

Si usted hace dieta, pasará por la misma montaña rusa emocional que los que experimentaron la huelga de hambre. La honestidad con uno mismo, el compromiso y el idealismo comienzan a declinar cuando el hambre se hace sentir profundamente en el alma. El malestar, la ansiedad y la depresión ocupan su lugar. Y con el correr de los días, usted se va sintiendo emocional y físicamente más débil, y cada vez más débil... La dieta impone esa condena, crea un mundo que no es el real y mantiene una serie de hábitos negativos que sin duda alguna, a largo plazo, van a hacer que vuelva a aumentar de peso.

Después de unos días o unas semanas a dieta, sucede lo inevitable. Llega ese momento en que se dice: «¡Qué diablos!». Es el momento en que decide que ya basta de sufrir hambre, de desdicha y de abnegación, y cede a la tentación. Le dice *sí* con alegría a la porción de postre que había estado rechazando durante semanas. Cede, se da el gusto y, sólo por un momento, todo parece maravilloso. Le genera una sensación verdaderamente estimulante, espléndida. ¡Y también satisfactoria! Pero los pensamientos que vienen después son de desamparo, de pérdida de control y de culpa. Entonces, usted piensa: «¡Qué diablos! Dejé la dieta, ¿qué importa si me como otra porción?». Y lo hace. ¿Y eso le hace sentir mejor? Ciertamente satisface su deseo intenso de comer opíparamente. Pero muy poco después, la culpa empieza a golpear muy fuerte.

POR QUÉ HACER DIETA ES MALO PARA SU SALUD MENTAL

1. Las dietas crean una relación enfermiza y no realista con la comida. Finalmente usted se *quiebra* y vuelve a aumentar los kilos que bajó.

2. Al reducir las calorías también disminuyen sus niveles de energía. Esto puede producir una disminución de su *capacidad cognitiva* o su fuerza intelectual.

3. Numerosos estudios relacionan la dieta crónica con sentimientos de depresión, baja autoestima y estrés creciente. Como nadie puede estar a dieta eternamente, cada vez que inicie una dieta estará emprendiendo un camino al fracaso. ¿Le parece una forma de sentirse bien con usted mismo?

4. Creer que ser delgado le hará valer más como persona refleja una actitud según la cual su autoestima depende de su peso. Hacer dieta no resuelve los problemas de autoestima ni los problemas emocionales. De hecho, si usted queda preso en el círculo vicioso del fracaso, esos problemas pueden empeorar.

5. Las dietas lo desconectan de su apetito. Usted no come cuando tiene hambre y entonces va perdiendo la habilidad para reconocer cuándo está satisfecho y debe dejar de comer.

6. Reducir su ingesta de alimentos puede estar enmascarando (en lugar de enfrentarlo y solucionarlo) un problema psicológico más profundamente arraigado.

7. Cualquier restricción que nos imponemos a nosotros mismos nos deja expuestos a sentimientos de culpa. Esto puede llevar a la depresión. Dejar la dieta genera una culpa mayor y es el comienzo del círculo vicioso del fracaso.

8. En todas las dietas, salvo en las más extremas, la pérdida de peso finalmente se hace más lenta y se detiene. Esto puede ocasionar sentimientos de desesperación y desaliento.

9. Es poco saludable estar haciendo constantemente un recuento de calorías y poner una atención desmedida en la comida. Puede aumentar el riesgo de desarrollar desórdenes de la alimentación.

10. Cambiar la ingesta nutricional puede afectar el bienestar emocional. Las personas que hacen dieta muchas veces experimentan cambios bruscos de humor e irritabilidad. Esto puede afectar no sólo a ellos, sino también a sus familiares y amigos.

Entonces, se sentirá avergonzado porque es un *fracasado*. Y, tal vez, también sienta enojo. Estará molesto consigo mismo, por ser tan *débil*. Enojado con el mundo por haberlo hecho gordo. Luego, puede imponerse la decepción generalizada seguida de la depresión. Y se resignará a ser gordo, sin perspectivas de ser delgado nunca jamás. Finalmente, volverá la culpa, trayendo consigo otra dieta más...

¿Se da cuenta de cuál es la lógica? El efecto yoyo de las dietas lleva a un estado de permanente desdicha. Es un hábito. Un mal hábito. Es un constante ir y venir de una serie de emociones negativas a otra en un ciclo continuo. Si no rompe con el hábito de las dietas, pasará el resto de su vida siendo obeso y desdichado. ¿Eso es vida?

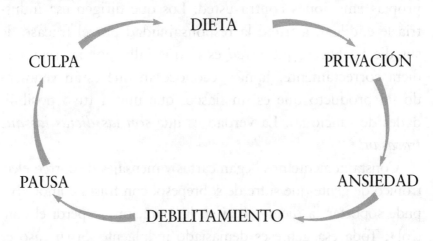

Fig.1. El ciclo negativo de las dietas. Comienza una dieta. Se priva de algunos alimentos. Comienza a sentir intensa ansiedad por los alimentos que no recibe. Comienza a debilitarse y a ceder. Deja la dieta. Se siente culpable y avergonzado. Comienza la siguiente dieta decidido a que no va a volver a pasar lo mismo... ¡pero vuelve a suceder!

LA ILUSIÓN DEL ÉXITO CON LAS DIETAS DE BAJAS CALORÍAS

Se supone que las dietas bajas en hidratos de carbono y altas en proteínas provocan una pérdida de peso prácticamente masiva. Y, por un tiempo, son *un éxito* para mucha gente. Las personas bajan mucho de peso eliminando el pan, las pastas y las patatas. En cambio, se atiborran a enormes *bistecs* y a grandes cantidades de beicon. Parece una dieta milagrosa. Pero con el tiempo comienzan a sentir la necesidad imperiosa de incorporar hidratos de carbono. Sueñan con alimentos tales como pan tostado y pastas, hasta que ya no pueden resistirlo. Y, finalmente, la dieta milagrosa comienza a ser como todas las demás. Es decir, puede ayudar a bajar de peso a corto plazo pero no para siempre. Finalmente, la ansiedad se vuelve demasiado intensa para poder resistirse. No importa qué dieta sea, todas están destinadas al fracaso. La noción misma de dieta va en contra de la naturaleza del ser humano.

Los gurús de la industria de la dieta saben cómo explotar las emociones negativas. Comprenden su estado de depresión, de culpa y de desesperación. ¿Y qué hacen? Usan sus propias emociones contra usted. Los que dirigen esa industria le endilgan a usted la responsabilidad por el fracaso de sus dietas. Dicen que *usted* es el que falló por no seguir la dieta correctamente. Jamás reconocerán que están vendiendo un producto que es un fiasco, que nunca tuvo posibilidades de funcionar. La verdad es que *son las dietas las que fracasan.*

Constantemente nos llegan cartas y mensajes de correo electrónico de gente que sufre de sobrepeso, con frases como: «No pude soportar la dieta»; «caí en la tentación»; «perdí el control». Toda esa gente es demasiado indulgente. Si su caso es similar al de esas personas que se sometieron a una dieta y ahora nos escriben, en realidad debería estar condenando a los creadores de las dietas que fracasaron. Debería felicitarse por haber tenido la fuerza de voluntad y la inteligencia para dejar el hábito de la dieta. Usted hizo todo lo que pudo pero es simplemente imposible cumplir una dieta. Para bajar de peso, todo lo que necesita es *hacer algo diferente*. Y si todo lo que ha obtenido hasta ahora de las dietas es depresión, ¿no sería esto un buen cambio?

LOS PELIGROS DE LAS DIETAS CONVENCIONALES

1. El efecto yoyo de las dietas puede producir daños a largo plazo en órganos vitales del cuerpo, como los riñones, el corazón, el hígado y los músculos.

2. Las dietas constantes reducen los niveles de las células *natural killers* del organismo que son vitales en la lucha contra el cáncer.

3. Las dietas también pueden ocasionar problemas en la piel, dolores de cabeza, pérdida del cabello, mareos, irregularidades menstruales, somnolencia, cálculos biliares y constipación.

4. Al hacer dieta, se priva al organismo de nutrientes esenciales. Es imposible continuar a dieta siempre sin perjudicar a su cuerpo.

5. Las dietas muy restrictivas (o *caprichosas*) hacen que su sistema digestivo se desacostumbre a determinados nutrientes. Esto puede ocasionarle problemas digestivos.

6. Las dietas alteran el ritmo de su metabolismo. Las dietas severas hacen que se vuelva más lento y, finalmente, terminan causando el efecto opuesto e incluso la ingesta de alimentos normales hace que engorde más que antes de comenzar la dieta.

7. Los medicamentos milagrosos son igualmente malos y pueden ser peligrosos. Si tiene dudas, lea las advertencias y contraindicaciones que los acompañan.

8. El efecto yoyo de las dietas perjudica el esqueleto y lleva a la osteoporosis. Cada vez que se adelgaza, se pierde densidad ósea, de modo que existen muchas más probabilidades de sufrir fracturas de huesos.

9. Un solo episodio de pérdida brusca de peso seguido de un rápido aumento de peso puede incrementar la probabilidad de desarrollar una enfermedad cardíaca.

10. Cuando se baja mucho de peso, aumenta la producción de una importante enzima que ayuda al cuerpo a fijar las grasas. Esto lleva a almacenar más grasas y hace que resulte muy difícil bajar de peso de forma continua.

PUNTOS CLAVE

- Las dietas no funcionan.

- Las dietas fracasan. ¡No es usted el que fracasa!

- Las dietas fallan por muchas razones que están relacionadas entre sí. Por ejemplo, al hacer dieta se distorsiona la percepción natural del hambre, que, finalmente, termina bajo el control de una serie de hábitos negativos asimilados. Esto puede llevar a la pérdida de la capacidad para regular naturalmente la ingesta de alimentos.

- Para empeorar las cosas, las dietas inducen a obsesionarse con la comida. Si usted tiene que estar combatiendo constantemente la ansiedad por la comida, recordarle todo el tiempo los *frutos prohibidos* sólo logra que termine renunciando a la dieta.

- Muchas dietas privan al organismo de nutrientes esenciales, como hidratos de carbono, proteínas, grasas y calorías. Si usted no desiste a tiempo, esto puede producir graves daños a largo plazo en su organismo.

| capítulo | La ciencia de *hacer* |
| cuatro | *algo diferente* |

> *No sólo la inercia es responsable de que las relaciones humanas se repitan una y otra vez, indescriptiblemente monótonas y no renovadas; es la timidez ante cualquier experiencia nueva, imprevisible.*
>
> RAINER MARIA RILKE

Antes de que usted comience el programa para bajar de peso del método de la no dieta, nos gustaría presentar con un poco más de detalle los principios fundamentales de la propuesta de *hacer algo diferente*. Este capítulo está destinado a las personas que realmente desean manejar la ciencia y la psicología que sustentan el método de la no dieta. Si usted sólo quiere bajar de peso, puede pasar por alto sin inconvenientes este capítulo e ir directamente al capítulo cinco para comenzar el programa del método de la no dieta. Dicho esto, nos gustaría que usted leyera este capítulo y adquiriera una comprensión más profunda de cómo y por qué funciona el método de la no dieta.

Por extraño que parezca, las raíces del método de la no dieta están en veinticinco años de investigación científica sobre el estrés en los ámbitos de trabajo y sus consecuencias para la salud. En los años setenta y ochenta del siglo XX, los científicos intentaban descubrir las causas ambientales del estrés. Pronto se pudo comprobar que era un tema inmenso, ya que apenas identificaban una causa, aparecía otra media docena.

Mientras trabajaba en la Unidad de Psicología Social y Aplicada del Consejo de Investigación Médica del Reino Unido, el profesor Fletcher observó que la investigación sobre las causas ambientales del estrés no tenía sentido, ya que los investigadores estaban buscando en el lugar equivocado. Muchos aún siguen en ese camino. El profesor Fletcher entendió inmediatamente que el estrés proviene del interior de la persona y no del mundo externo. En la mayor parte de las personas es una respuesta interna al mundo externo y no algo generado externamente. En la actualidad, la mayoría de las actividades laborales no son peligrosas ni psicológicamente perjudiciales. Si comparamos con el pasado, contamos con condiciones de trabajo muchísimo mejores. Y las cosas que la gente encuentra estresantes hoy en día en el Reino Unido o en Estados Unidos ni incomodarían en lo más mínimo a una persona que viviera en la India o en África. Es la gente la que crea el estrés, de modo que la solución reside en cambiar la forma en que la gente interpreta sus experiencias. En términos prácticos, esto significa que una persona puede sobrellevar el estrés modificándose a sí misma y modificando sus percepciones del mundo, en lugar de intentar alterar el ambiente en el que vive y trabaja. En efecto, los especialistas en estrés ya han demostrado que los cambios en el lugar de trabajo para disminuir el estrés, por lo general, simplemente no funcionan. Al parecer, si se modifica una serie de problemas, otra serie de problemas sale a la superficie.

A partir de estas ideas creció una nueva rama de la psicología conocida como *FIT Science*. *FIT* son las siglas que corresponden a *Framework for Internal Transformation* (Marco para la Transformación Interna). El profesor Fletcher y Bob Stead crearon la *FIT Science* y desarrollaron las herramientas de medición necesarias para su estudio.* En resumen, la *FIT Science* es una forma de trazar un perfil psicológico completo de una persona. Mide cinco elementos clave del pensamiento del individuo llamados constancias, y quince aspectos diferentes del comportamiento conocidos como dimensiones del comportamiento.

Básicamente, las constancias son diferentes formas de pensar que incluyen: asumir la responsabilidad personal, la capacidad de darse cuenta, tener conciencia, no sentir temor y lograr equilibrio. Juntas, determinan la buena condición *FIT*[1] *interna* de una persona.

Las 15 dimensiones del comportamiento abarcan todas las áreas clave de la conducta de una persona normal. Por ejemplo, asertivo-no asertivo es una dimensión del comportamiento que incluye un amplio espectro de actitudes que van de las muy agresivas a las completamente pasivas. Otras dimensiones del comportamiento son: reactivo-pro-activo, terminante-flexible y arriesgado-cauteloso. Tomadas en conjunto, las 15 dimensiones gobiernan la buena condición *FIT externa* de la persona.

De acuerdo con la *FIT Science*, la combinación de esos elementos *FIT internos* y *externos* determina cómo se ve una persona a sí misma. También influyen en cómo se desenvuelve una persona en la vida y se maneja con los demás. En esencia, la *FIT Science* parece ser un marco más poderoso que muchas otras teorías psicológicas para comprender por qué la gente piensa y actúa de la forma en que lo hace. Pero lo más importante para nosotros es que la *FIT Science* ofrece a las personas formas prácticas de mejorar sus vidas.

---

* En el año 2000, publicaron *FITness and The FIT Corporation (Inner)*, donde explican las teorías que subyacen a la *FIT Science* para su utilización como herramienta para las personas y las organizaciones.

1. La expresión FITness, utilizada en el original, combina la sigla FIT de Framework for Internal Transformation (Marco para la Transformación Interna) con la palabra del inglés *fitness*, que significa buena condición o buen estado físico. *(N. de la T.)*

Las herramientas más tradicionales para inducir cambios, como el entrenamiento o las terapias, actúan intentando hacer que la gente modifique su forma de pensar. Pero eso es extremadamente difícil. Mucha gente, simplemente, no puede cambiar su forma de ver el mundo. Otro inconveniente importante que presentan es que dependen, en diversos grados, de la fuerza de voluntad. Para muchas personas es simplemente imposible mantener la fuerza de voluntad durante el tiempo necesario para lograr cambios positivos permanentes.

La *FIT Science* se basa en un enfoque diferente. El profesor Fletcher observó que lograr que las personas cambien concretamente *lo que hacen* es un recurso útil para llevarlas a que cambien su forma de pensar. *Hacer algo diferente* las lleva a cambiar un poco dándoles un pequeño impulso que las prepara para pensar de un modo distinto. Esto puede alterar la forma en que se ven a sí mismas y, lo más importante, demostrarles hasta qué punto se encuentran bajo el control de sus hábitos.

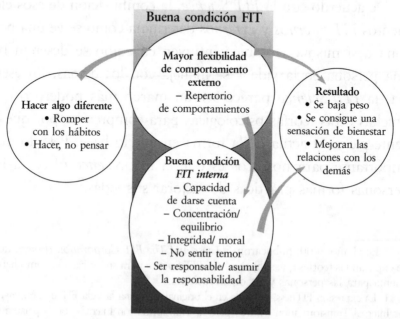

Fig. 2. Cómo la *FIT Science* y la técnica de *Hacer algo diferente* producen el cambio.

Pero a largo plazo se logra mucho más que eso. El profesor Fletcher observó que si las personas modifican su comportamiento cotidiano (es decir, se vuelven más flexibles, o adaptables, en su comportamiento) lenta pero inexorablemente, comienzan a cambiar también sus procesos de pensamiento más profundos. Normalmente, se sienten más positivos, menos estresados y, por lo general, más felices con sus vidas. Y es interesante notar que no necesitan apoyarse en su fuerza de voluntad, el error en que caen muchos programas de *autoayuda* o de orientación y las terapias.

¿Qué es la flexibilidad de comportamiento?

En este contexto, la flexibilidad de comportamiento consiste, simplemente, en tener la capacidad de elegir y luego poner en práctica el curso de acción más apropiado, en lugar de ceder al hábito o al instinto. Es algo así como ser adaptable. Cuanto más adaptable se es, más fácil es modificar la propia conducta para adaptarse a las circunstancias en las que uno se encuentra. Las personas que tienen una flexibilidad de comportamiento óptima no son prisioneras de sus hábitos.

Más específicamente, la flexibilidad de comportamiento significa:

- Ser capaz de efectuar cambios de comportamiento cuando sea necesario.
- Ser capaz de tomar una decisión consciente antes de actuar, en lugar de hacerlo llevado por la costumbre.
- Estar dispuesto a probar nuevas formas de enfrentarse a las situaciones.
- Permitir que los demás hagan las cosas a su manera.

- Ampliar comportamientos como un medio para ampliar la mente.

Básicamente, la perspectiva de *hacer algo diferente* no requiere que la gente cambie totalmente su personalidad. El objetivo es que despliegue algunas facetas que normalmente no aprovecha, volviéndose más abiertos en lugar de ser cerrados. El comportamiento también deberá estar orientado por las cinco constancias, incluyendo el equilibrio y la conciencia. El enfoque de *hacer algo diferente* apunta a ayudar a las personas a aprovechar al máximo la vida y no convertirse en egocéntricos o ególatras.

Flexibilizar el comportamiento y bajar de peso

Bajo la supervisión del profesor Fletcher, el investigador Dr. Jill Hanson comenzó a investigar cómo estaban relacionados los perfiles *FIT* de las personas con su salud y, más específicamente, con su capacidad para enfrentar proyectos personales tales como hacer dieta, hacer gimnasia de forma regular y reducir el consumo de alcohol. A partir de ese y otros estudios realizados por el profesor Fletcher y sus colegas, pronto se hizo evidente que existía una relación entre el peso de una persona (el índice de masa corporal, es decir, el BMI o *Body Mass Index*) y su flexibilidad de comportamiento. Es decir, que cuanto menos flexible era la persona, mayor era su peso en relación con su altura. Esto fue de una importancia crucial, porque sugirió que incrementar la flexibilidad de comportamiento de una persona puede ser una vía efectiva para ayudarla a bajar de peso. A continuación, fijó su atención en las personas *naturalmente* delgadas y comenzó a estudiar su comportamiento utilizando las herramientas de la *FIT Science*. Se observó que las personas delgadas son significativamente más flexibles en su comportamiento que las personas con sobrepeso en algunas áreas decisivas. Luego se desarrolló un programa para inculcar ese tipo de comportamiento flexible a personas con sobrepeso y se comprobó que proporcionándoles un programa que expandiera su flexibilidad de comportamiento, se conseguía que bajaran de peso. Durante los últimos años, hemos ampliado, refinado y optimizado este programa creando el método de la no dieta.

BENEFICIOS DE AMPLIAR LA FLEXIBILIDAD
DE COMPORTAMIENTO PARA LA SALUD

Ampliar la flexibilidad de comportamiento no sólo mejora la felicidad en términos generales y ayuda a bajar de peso, sino que además aporta otros beneficios mucho más amplios para la salud. Hans J. Eysenck y Ronald Grossarth-Maticek, del Instituto de Psiquiatría de la Universidad de Londres, llevaron a cabo un importante conjunto de estudios clínicos en Heidelberg. Examinaron la efectividad de una terapia en la cual se pedía a las personas que idearan nuevas formas de comportarse en situaciones que les causaban desdicha. Los sencillos cambios que introdujeron resultaron increíblemente exitosos para reducir enfermedades ulteriores y tasas de mortalidad por cáncer y enfermedades cardíacas. Además, consiguieron reducir el número de ausencias en el trabajo y los días de hospitalización. Y lo más sorprendente es que los cambios prolongaron las vidas de quienes ya sufrían de cáncer. Esos sencillos cambios mejoraron también el funcionamiento del sistema inmune. La importancia de *hacer algo diferente*, en lugar de *intentar pensar en* algo diferente, se ve reforzada por el hecho de que las terapias psicodinámicas no ofrecen ninguno de estos beneficios e incluso pueden ser perjudiciales.

¿Por qué da resultado el método de la no dieta?

En la mayor parte de los casos (dejando de lado una minoría de causas médicas) el sobrepeso es la consecuencia de incorporar más calorías de las que se gastan. Esto lleva a que la gente que sufre de sobrepeso piense que necesita cambiar su alimentación. En cierto sentido, esto es indiscutible, ya que no existe una *varita mágica* para bajar de peso. En definitiva, hay que modificar el equilibrio entre *calorías que entran* y *calorías que salen*. Nada, ni siquiera los nuevos medicamentos para la obesidad como Rimonabant, puede contradecir esta verdad definitiva. Pero no es ahí donde reside el verdadero problema. Los problemas no están en las largas cadenas de ácidos grasos o hidratos de carbono, sino en las largas cadenas de hábitos. La razón por la cual la gente sufre de sobrepeso no está en la comida, sino en la forma en que sus malos hábitos relacionados con las comidas y el ejercicio están enlazados en una espiral negativa. Y aunque resulte sorprendente, están fijados en su sitio por un conjunto de hábitos que no tienen nada que ver con la comida.

Hablando en sentido amplio, hay dos tipos de hábitos: los proximales y los distales. Los hábitos proximales son aquellos que están restringidos sólo a un área de la vida, como cepillarse los dientes, hacer la limpieza de la casa o montar en bicicleta. Normalmente, los hábitos proximales no están vinculados a otros hábitos y comportamientos en una cadena. Cuando usted se lava o se pone el abrigo, por ejemplo, rápidamente ejecuta esos hábitos y luego pasa a alguna otra cosa. Para la mayor parte de la gente, esos hábitos son automáticos y permiten ahorrar tiempo y esfuerzo.

Los hábitos distales son muy diferentes. Normalmente, desarrollan cadenas mucho más largas; no terminan simplemente en el comportamiento que los desencadena, sino que están vinculados a pensamientos y comportamientos muy diferentes. Ver la televisión, por ejemplo, es un hábito que muchas veces está vinculado a cosas tales como descansar, comer y beber, además de muchos otros hábitos de pensamiento y comportamiento. Los hábitos relacionados con la comida y el ejercicio físico también entran dentro de esta categoría. Los hábitos distales tienen muchos vínculos con otros comportamientos que parecen no tener nada que ver con el hábito original. También están más lejos del área en la que se plantea el problema y normalmente pasan inadvertidos, de modo que no se los enfrenta.

Por ejemplo, lo que usted coma en el almuerzo tiene que ver con una serie de expectativas, refuerzos, aprendizajes pasados y un contexto social que es bastante independiente de la comida verdaderamente consumida. La comida que usted ingiere es una consecuencia de un amplio marco de hábitos conectados entre sí. Todo esto conspira para garantizar que usted haga las cosas de la misma forma en que las hizo en el pasado. En la práctica, esto significa que el simple hecho de elegir y tomar su comida está encadenado a décadas de bagaje psicológico. ¿Es sorprendente que le resulte casi imposible bajar de peso? Simplemente, no cuenta con la suficiente fuerza de voluntad para luchar contra todos esos hábitos interconectados. Usted no es consciente de la mayor parte de ellos, y aunque lo fuera, no sería lo suficientemente fuerte para luchar contra los hábitos de toda una vida.

Y ésta es la razón principal por la que fracasan las dietas de alimentos. Los que inician una dieta intentan bajar de peso cambiando sólo los hábitos relativos a la comida y el ejercicio físico. Pero según los recientes avances científicos, el hecho de comer está fijado por un amplio conjunto extremadamente largo de cadenas de hábitos, la red distal de hábitos. Sólo cuando se ataca esos hábitos de soporte (como se hace en el método *haga algo diferente*), se puede tener éxito a largo plazo en una dieta.

HÁBITOS REPETIDOS SIN CESAR

Algunas personas tienen grandes dificultades para mantener sus hábitos bajo control. El desorden obsesivo compulsivo (OCD, *Obsessive Compulsive Disorder*) aparece cuando la persona no logra liberarse de un hábito una vez que lo ha adquirido. Puede construir cadenas verdaderamente largas de comportamientos repetitivos.

Algunos pacientes, por ejemplo, se lavan las manos muchas veces seguidas o revisan y vuelven a revisar su casa un sinnúmero de veces para asegurarse de que esté bien cerrada. Uno de los tratamientos utilizados para ayudar a los pacientes afectados por este desorden se basa en la teoría de la respuesta opuesta (*Competing Response Theory*). Los terapeutas ayudan a los pacientes a romper con su hábito obsesivo proporcionándoles una *respuesta negativa*. Cuando la persona siente una fuerte necesidad de llevar a la práctica su hábito, se la incita a que responda con un comportamiento diferente, incompatible. Luego, este nuevo comportamiento puede tomar el lugar de la respuesta habitual, al menos hasta que el hábito nocivo haya sido erradicado. En otras palabras, se determinó que una forma efectiva de romper un hábito compulsivo es *hacer algo diferente*.

El procedimiento de la respuesta opuesta puede ser efectivo para hábitos proximales pero no ha sido aplicado para romper los hábitos distales que hay que modificar para bajar de peso. Ésta es otra razón por la cual nuestro método implica un avance excepcional.

¿Cómo ayuda el programa *haga algo diferente*?

Nuestro método comienza con la premisa de que usted tiene que romper los hábitos distales para poder bajar de peso. Y nosotros le proporcionaremos las claves para cambiar esos hábitos distales ampliando su flexibilidad de comportamiento.

Los hábitos son increíblemente elásticos y poderosos. Pero no sólo eso: mucha gente está prácticamente regida por sus hábitos. Aunque pueda parecerle inquietante, los hábitos tienen un control muy profundo, penetrante, sobre la totalidad de nuestras vidas. Si le parece demasiado exagerado, pregúntese lo siguiente: ¿el ciudadano medio es totalmente consciente y tiene el control sobre la forma en que se comporta la mayor parte del tiempo? Contrariamente a lo que usted puede pensar, la gran mayoría del tiempo, las personas hacen cosas sin tener conciencia de lo que están haciendo.

¿Por qué no se echa a sí mismo una larga y rigurosa mirada? ¿Qué porcentaje de su día *no* está consumido por la puesta en práctica de algún tipo de hábito? El promedio es de entre cero a 15 por ciento. Algunos psicólogos serios sugieren que la respuesta es cercana a cero, ¡a lo sumo, tenemos sólo una ilusión de control! Esto significa que la mayor parte de la gente pasa entre el 85 y el 100 por ciento de su tiempo controlada por sus hábitos.

Como explicamos anteriormente, la mayor parte del tiempo, la red de hábitos es responsable de sus pensamientos y acciones. Utilizamos el término *red de hábitos* porque queremos subrayar hasta qué punto todos los hábitos están masivamente interconectados y cuán resistentes son al cambio. Esta red de hábitos está formada por hábitos proximales y distales. Las dietas de alimentación se concentran básicamente en los proximales. Toda la industria de las dietas parece estar centrada en ellos. La industria afirma que, para que una dieta sea exitosa, hay que hacer un recuento de calorías o controlar unidades de algún tipo. O si no, hay que centrarse en un tipo de comida (como coles o cocos) o limitarse a alimentos bajos en hidratos de carbono, o bien observar el índice glu-cémico (GI) o la carga glucémica (GL). Toda una rama de la ciencia ha sido evocada para deslumbrarlo con su brillo. A menos que realmente controle su cetosis, causada por el azú-car en la sangre, esas palabras sólo servirán para decepcio-narlo. En muy pocos casos vamos a discutir las bases cientí-ficas en las que se basa la dieta. Por ejemplo, es cierto que una dieta rica en grasas y baja en hidratos de carbono pro-voca la cetosis, por medio de la cual la reserva de grasas del organismo se destruye directamente convirtiéndose en ener-gía. Las dietas bajas en hidratos de carbono fuerzan al cuer-po a usar las grasas en lugar de la glucosa, su combustible saludable habitual. Lo que discutimos es si esto es de gran significación práctica para la persona que desea bajar de peso a largo plazo. Controlar los niveles de glucosa en la sangre es importante para los diabéticos pero no para quienes hacen dieta.

Obviamente, algunas personas que inician dietas de ali-mentación logran bajar de peso en un principio. La ciencia muestra que tales dietas *pueden* tener éxito, sólo que tien-den a fracasar. Los estudios científicos demuestran clara-mente que casi todas las personas que hacen dieta termi-nan fracasando. La ciencia también demuestra que incluso cuando logran mantenerse a dieta por largos períodos, no bajan de peso en forma significativa. En un estudio exhaus-tivo de los cuatro tipos principales de dietas de alimentos, publicado en el *Journal of the American Medical Associa-tion* en 2005, el promedio de peso que perdía la gente some-tida a la dieta Atkins en las pruebas era de 2,1kg después de doce meses.

«El 95 por ciento de los que hacen dieta volverá a aumen-tar los kilos que bajó entre uno y cinco años.» *Grodstein, 1996.*

> *«Aunque a los participantes [de la Dieta de la no dieta] no se les dijo que mejoraran sus dietas o hicieran más ejercicio físico, eligieron hacer exactamente eso, sin tener que aplicar la fuerza de voluntad necesaria para perseverar en una dieta normal. Al romper su rutina habitual, finalmente salió a relucir su deseo básico de bajar de peso o de mantenerse en forma.»*
>
> DR. RAJ PERSAUD, *Daily Telegraph*

Pero existe otro inconveniente mayor con las dietas convencionales: cada día es un día a dieta. La persona que hace dieta tiene que ejercer su fuerza de voluntad *todo* el tiempo. El método de *hacer algo diferente* no requiere eso. Hay que cambiar o alterar la red de hábitos para que el programa tenga éxito pero una vez logrado esto, es mucho más fácil mantener los cambios porque éstos se refuerzan a sí mismos. Si se modifican los hábitos distales, toda la red de hábitos cambia, las cadenas de hábitos relacionados con la alimentación se van rompiendo y se vuelven cada vez más débiles, en lugar de cada vez más fuertes. El cambio permanente es mucho más fácil con el método de la no dieta y casi imposible con las dietas de alimentos.

Si aún tiene dudas sobre la lógica que sustenta el método de la no dieta, tal vez deba considerar un último punto. Su red de hábitos personal es responsable de casi todos sus pensamientos y comportamientos. Los hábitos de la comida y el ejercicio físico son sólo una pequeña parte de esa red. Pregúntese lo siguiente: ¿qué parece ser más efectivo, un programa orientado a la cuestión de fondo o una dieta de alimentos que tenga efectos menores en su fisiología? Las dietas de alimentación no tienen casi ningún efecto sobre la red de hábitos, de modo que usted, sus hábitos y su peso permanecerán más o menos igual, a menos que usted *haga algo diferente.*

Si su intención de bajar de peso es seria, entonces cambiar su red de hábitos y romper con las viejas cadenas de hábitos es el camino indicado para adelgazar de manera sana y permanente. Además, ese proceso lo llevará a sentirse mejor consigo mismo y le abrirá las puertas a otros cambios positivos, convirtiéndolo en una persona más exitosa e indudablemente más feliz en todo lo que usted haga.

PUNTOS CLAVE

- Los problemas de sobrepeso tienen muy poco que ver con la comida.

- Usted sufre de sobrepeso porque su red de hábitos es demasiado fuerte.

- Es posible que usted sufra de sobrepeso también porque se ha sometido a dietas de alimentos.

- Concentrándose sólo en la comida, no hace más que dar vueltas alrededor del problema cuando lo central es adelgazar.

- Atacar directamente la red de hábitos es la única manera de liberarse y lograr bajar de peso como desea.

- Si ignora la red de hábitos e insiste en las dietas de alimentación, estará encerrándose en una vida señalada por un lastimoso sube y baja (y pasará la mayor parte de su tiempo sufriendo de sobrepeso).

- Nuestra investigación permitió determinar una relación entre un aspecto de la personalidad de las personas (su flexibilidad de comportamiento) y su índice de masa corporal (o BMI, es decir, *Body Mass Index*). Sencillamente, las personas con peso más elevado son menos flexibles en sus comportamientos y más dependientes de los hábitos.

- Ayudamos a las personas a incrementar su flexibilidad de comportamiento, rompiendo los hábitos e intentando nuevos comportamientos, y esas personas lograron bajar de peso.

- No sólo bajaron de peso, sino que además se sintieron menos deprimidas y ansiosas como resultado del aumento de su flexibilidad de comportamiento.

- También mantuvieron el peso adecuado sin esfuerzo y sintiéndose más felices y saludables.

- Sus relaciones personales también mejoraron.

- El trabajo de otros investigadores también demostró que crear nuevos comportamientos que reemplacen a los viejos puede reducir drásticamente el riesgo de desarrollar cáncer y enfermedades cardíacas.

Basta de dietas, comience a disfrutar la vida

Los malos hábitos son como las cadenas: se sienten demasiado livianos hasta que se vuelven demasiado pesados de arrastrar.

WARREN BUFFET, inversor multimillonario
y gurú de negocios

¡Bienvenido a su nueva vida! Tal vez esto le suene un poco simplista pero no lo es. Este capítulo es verdaderamente el comienzo de su nueva vida, una vida en la que usted tomará finalmente el control de su peso. Si comenzó a leer este libro desde el principio y lo leyó hasta aquí de manera metódica, sabrá que sus hábitos lo manipulan y controlan. Todos estamos condicionados por nuestros hábitos, buenos y malos. Como decía el antiguo filósofo griego Aristóteles: «Somos aquello que hacemos repetidamente».

Además de ayudarlo a bajar de peso,
el método de la no dieta *es bueno para usted*
porque adelgazará de forma definitiva.

Cómo seguir el programa

El programa del método de la no dieta está dividido en cinco partes o *fases*. Las primeras cuatro van a llevarle aproximadamente una semana cada una. No se preocupe si le llevan uno o dos días más, lo importante es que complete las tareas en el orden en que se le indica. Por favor, recuerde que es preferible hacer cada fase bien en nueve días que hacerla mal en siete. Sin embargo, deberá hacer todo lo posible por completar cada una de las fases en los siete días asignados. Esto hará que baje el máximo de peso. La fase final está orientada a integrar todos los progresos que usted haya hecho durante las cuatro semanas anteriores. Y es tan interesante e inspiradora como las primeras cuatro fases.

Si quiere lograr sus objetivos, tendrá que mantener el compromiso de seguir el método de la no dieta. Es todo lo que le pedimos. Si la sigue por completo, tiene prácticamente la garantía de que bajará de peso.

El método de la no dieta puede parecer simple (es verdaderamente fácil de hacer), pero ha sido cuidadosamente diseñada a lo largo de muchos años de minuciosa investigación.

EL PODER DE LA AMISTAD

Nunca subestime el poder de la amistad. Puede resultarle aún más fácil seguir el método de la no dieta si lo hace con un amigo o colega. Puede ayudarlo a superar dos barreras de un solo salto para lograr romper exitosamente con los hábitos. El apoyo mutuo es una forma de asegurarse de *hacer algo diferente*. Pero no sólo eso, sino que además lo ayudará a sobrellevar todas las inquietudes que sus amigos puedan tener acerca del método de la no dieta.

Muchos de sus hábitos y comportamientos van a ser en parte

mantenidos en su lugar por otras personas. Es probable que esperen que usted actúe de la misma manera que antes porque eso es lo que ha hecho siempre. Pero no deje que eso le impida probar cosas nuevas. Simplemente, mantenga a los demás a su lado. Hábleles de lo que está haciendo y explíqueles por qué lo está haciendo. Dígales que es la mejor oportunidad que tiene de obtener lo que desea. Y a largo plazo va a ser beneficioso para todos porque usted se sentirá más feliz y saludable. Nunca se sabe, tal vez otros también decidan probar.

Entonces, ¿por qué no alentar a sus amigos y familiares a que también sigan el método de la no dieta? Obtendrá mucho más del método si lo hace junto con otros. Y mientras lo esté haciendo, ¿por qué no crea un club del método de la no dieta por su propia cuenta?

Teniendo en cuenta lo anterior, por favor cumpla todos los pasos cuidadosamente. Algunos pueden parecerle superficiales, pero todos tienen un significado mucho más profundo que lo que se percibe de inmediato y van a aportarle generosos beneficios a lo largo de los días y las semanas que vendrán. En este capítulo encontrará una breve presentación general de las cinco fases del método de la no dieta.

Fase uno: preparación

La fase uno es el trabajo preparatorio para romper los hábitos. Cada vez que usted rompe un hábito, debilita la red de hábitos y da un paso muy importante en el camino que conduce a bajar de peso. Para lograrlo, todo lo que le pedimos es lo siguiente:

- Cumpla una tarea simple cada día, como pasar quince minutos anotando sus pensamientos y sentimientos, o dejar de ver la televisión por un día.

- Haga dos tareas extra en el transcurso de la primera semana. Puede elegir qué días hacerlas. No son demasiado pesadas y tienen que ver con cosas tales como escuchar una emisora de radio distinta o ir al cine solo.

Fase dos: rompa los hábitos día a día

¿Alguna vez notó lo contagiosa que es una sonrisa? Si alguien le sonríe, es casi imposible no responderle con otra sonrisa. La forma en que nos comportamos con los demás está regida por muchos hábitos profundamente enraizados. Esos hábitos están tan arraigados y son tan fuertes que limitan de forma masiva nuestra libre decisión. De hecho, algunos psicólogos plantean que los hábitos de comportamiento son tan podero-

> *Además de ayudarlo a bajar de peso,* el método de la no dieta *es bueno para usted porque* está científicamente probada y se basa en sólidos principios de la psicología.

sos que prácticamente no tenemos libertad de decisión en absoluto, sólo creemos que la tenemos.

Si se detiene unos pocos minutos a observarse con los ojos de la mente, notará que gran parte de su comportamiento no es más que una reacción a aquello que los demás hacen. Muchas veces, esa conducta no es inherentemente *mala*, pero demuestra hasta qué punto nos vemos condicionados por nuestros hábitos. Sonreír puede ser un buen hábito de comportamiento pero es probable que usted tenga muchos otros hábitos que no son buenos, o que al menos restringen su margen de maniobra.

En cualquier situación dada verá que su reacción natural se

limita a un número muy definido de formas. Esto reduce su adap-
tabilidad y determina cuántas cosas deja fuera de su vida. Es
decir, que siempre está reaccionando ante lo que la gente hace,
en lugar de definir su propio camino en la vida. Para que pueda adueñarse de su propio camino en la vida, necesita cambiar
sus hábitos de comportamiento, para poder *elegir* cómo actuar
en lugar de estar constantemente condicionado por los hábitos
a moverse en una dirección en particular. Este camino es el que
inicia la fase dos: lo ayuda a cambiar los hábitos que gobiernan
la forma en que usted se *comporta* en la vida diaria. Una vez
más, *hacer algo diferente* le garantiza que obtendrá resultados
diferentes. Usted ya no será un ratón corriendo en una rueda,
destinado a repetir sin cesar los mismos errores del pasado.

Para lograrlo, todo lo que le pedimos es que se comporte
de forma un poco diferente cada día, en siete áreas clave de
la personalidad (o dimensiones del comportamiento):

- Asertivo-no asertivo
- Calmado/relajado-enérgico/dinámico
- Terminante-flexible
- Espontáneo-sistemático
- Introvertido-extravertido
- Convencional-no convencional
- Centrado en lo individual-centrado en lo grupal

El objetivo es cambiar sus hábitos en estas áreas. No se

Además de ayudarlo a bajar de peso, el método de la no
dieta *es bueno para usted porque* reemplaza sus malos
hábitos por buenos hábitos.

preocupe, le explicaremos más acerca de estos términos y su significación más adelante.

Cómo va a hacerlo

En el transcurso de una semana, le daremos siete nuevas cosas para hacer, una para cada día. Reiteramos que son sencillas y claras. Por ejemplo, si normalmente usted es una persona poco autoritaria, insegura o un poco abúlica, nosotros le pediremos que sea un poco más seguro al exponer sus puntos de vista. Esto no significa que malgaste energía en discusiones acaloradas. Se trata simplemente de romper con el hábito de actuar siempre de la misma manera. ¡De eso se trata!

Durante la fase dos puede bajar alrededor de otro kilo de peso.

Fase tres: rompa los hábitos y recupere el control de su vida

Es en la fase tres cuando usted, inconscientemente, va a comenzar a volverse mucho más flexible mentalmente y menos supeditado a los hábitos. Si suelen darle ataques de hambre, éstos comenzarán a calmarse. Ya no va a sentirse atraído por comida poco saludable. Comenzará a sentirse pleno de energía y, digámoslo una vez más, comenzará a experimentar lo mejor que la vida puede ofrecerle. También bajará otro kilo de peso.

La fase tres permite observar de forma más detallada sus hábitos y evaluar los efectos negativos que tienen en su vida. Podrá hacerlo trabajando a su manera con algunos cuestionarios breves. Estos breves *cuestionarios sobre la vida* le permitirán programar minuciosamente el método de la no dieta para adecuarla a usted. Es más fácil de hacer de lo que parece y es increíblemente efectivo. Se sigue poniendo el acento en bajar de peso haciendo que la vida sea más interesante. En síntesis:

- Deberá llevar a cabo una tarea sencilla cada día. Las tareas están pensadas para cambiar los hábitos que rodean la forma en que usted interactúa con los demás. Verá cómo algunos pequeños cambios alcanzan a sus colegas y su círculo de amigos.
- También deberá llevar a cabo dos tareas adicionales durante el transcurso de la semana. Podrá elegir estas tareas en un menú de nuevas actividades. Incluyen tareas tan inocuas como tirar algo que ya no necesite, apagar su móvil por un día o hacer una caminata de treinta minutos.

Fase cuatro: concentrarse en las áreas problemáticas para continuar su transformación

En esta etapa, sus hábitos negativos más arraigados finalmente comenzarán a extinguirse uno a uno. Cuando sus viejos hábitos se vayan desintegrando, usted irá adoptando inconscientemente una nueva forma de vida más saludable. Este proceso es completamente natural y no requiere esfuerzo, pero lo más importante es que ¡es divertido! Al finalizar la fase cuatro es probable que usted haya bajado alrededor de tres o cuatro kilos desde el momento en que comenzó el método de la no dieta (y más allá de cuanto haya adelgazado, su vida estará mejorando en muchas otras formas también).

La fase cuatro se concentra en sus patrones inconscientes de pensamiento. En la mayoría de las personas, la forma en que piensan y actúan está regida por la forma en que pensaron y actuaron en el pasado. Sí, también nuestros pensamientos pueden estar condicionados por los hábitos. Si esto sucede, puede quedar fácilmente atrapado en el pasado y, en ese proceso, perder el control de su peso.

La fase cuatro apunta a los hábitos mentales, que con frecuencia nos dejan atrapados en formas de pensar negativas. Por ejemplo, ¿siempre se siente deprimido y culpable cuando fracasa con una dieta? Todos los pensamientos que causan depresión, ansiedad y culpa también están regidos por el hábito. La fase cuatro le ayudará a romper los hábitos profundamente anclados en su inconsciente.

Aunque usted no sea consciente de estos hábitos, ya que están arraigados muy profundamente, ellos gobiernan gran parte de lo que piensa y siente. Estos hábitos deben ser modificados si se quiere obtener lo mejor del método de la no dieta. Las fases uno, dos y tres comienzan el proceso. La fase cuatro lo completa y le permite modificar sus más profundos procesos de pensamiento de modo que *trabajen para usted* en lugar de trabajar *en contra de usted.*

> *Además de ayudarlo a bajar de peso,*
> el método de la no dieta *es bueno para usted*
> *porque* se ocupa de la persona en su conjunto.

Una vez que termine este proceso, será infinitamente más flexible y adaptable. Ya no será manejado por sus viejos hábitos ni seguirá atrapado por su pasado. Va a ser absolutamente libre para tomar las mejores decisiones posibles. En la práctica, ya no estará encerrado dentro de un círculo vicioso de dietas que no conducen a ningún lado. En lugar de eso, va a adelgazar sin esfuerzo y estará totalmente preparado para mantener su nuevo cuerpo el resto de su vida.

Para dar los primeros pasos hacia esta profunda transformación, cada día le pediremos que

- Actúe de una manera diferente respecto a alguien.
- Se comporte de manera diferente en una situación normal cotidiana.

Vamos a guiarlo a través de este proceso para que sea fácil y para incorporarlo cuidadosamente a su vida diaria.

Fase cinco: incorpore su avance para toda la vida

Uno de los aspectos más sorprendentes del método de la no dieta es que se continúa bajando de peso mucho después de completar los veintiocho días iniciales del programa. Esto sucede porque prácticamente todos los hábitos más dañinos de nuestros clientes ya han sido modificados. Si usted completa las primeras cuatro fases de nuestro programa, continuará bajando de peso regularmente muchas semanas y meses después. Pero, finalmente, bajar de peso puede instalarse como un nuevo conjunto de malos hábitos que gradualmente se apodera de su vida. La fase cinco impide que esto suceda. No se trata de un programa rígido paso a paso o día tras día. Consiste en una serie de herramientas que le permitirán incorporar a su vida cotidiana la práctica de romper con los hábitos.

Estas herramientas incluyen un cuestionario mensual detec-

Además de ayudarlo a bajar de peso,
el método de la no dieta *es bueno para usted*
porque no se basa en la restricción ni en la abnegación.

tor de hábitos. La idea es que se siente a conversar con un amigo y analicen los hábitos de cada uno antes de que adquieran una influencia indebida sobre su vida. Hay muchas otras herramientas más. Esto lo alentará a *hacer algo diferente* con tanta frecuencia como pueda. Y, como usted sabe, el secreto de mantenerse delgado es continuar rompiendo los hábitos, *haciendo algo diferente*.

Y finalmente...

Antes de que se introduzca de lleno en el método de la no dieta, tenemos algunas preguntas para usted. Estas preguntas lo ayudarán a aclarar sus pensamientos y le permitirán obtener el mejor resultado del programa. Le llevará menos de dos minutos.

Considere cada pregunta cuidadosamente y marque con un círculo *verdadero* o *falso*. Por lo general, lo mejor es que tome en cuenta lo primero que le venga a la mente.

1. Me gusta quedarme con las cosas que conozco mejor.
   Verdadero / Falso
2. No me gusta probar cosas nuevas.
   Verdadero / Falso
3. No veo ninguna buena razón para cambiar mi forma de ser.
   Verdadero / Falso
4. Tengo defectos pero no hay nada que realmente necesite cambiar.
   Verdadero / Falso
5. No soy el tipo de persona que cambia demasiado.
   Verdadero / Falso
6. No creo que necesite desarrollarme y probar cosas nuevas.
   Verdadero / Falso

¿Cómo lo hizo?

Si usted respondió *verdadero* a sólo una o dos preguntas (o a ninguna), usted está listo para empezar la fase uno del método de la no dieta. Es decir, está preparado y en condiciones de encarar y completar exitosamente el programa.

Si respondió *verdadero* a tres o más de las preguntas, es necesario que usted se abra un poco más a la idea de romper con sus hábitos. Por favor, no piense que ha fracasado. No es eso. Ha descubierto algo muy importante acerca de usted mismo que le permitirá adaptar el método de la no dieta exactamente a sus propias necesidades. No se *fracasa* en ninguna parte del programa, simplemente puede suceder que no se alcance el máximo progreso. Cada paso que dé, aunque piense que *no lo logró*, hace más fácil la transición a una nueva forma de ser, más delgado.

Si respondió *verdadero* a tres o más de las preguntas, tendrá que esforzarse un poquito más para abrirse al cambio. Y la forma más sencilla de lograrlo es comenzar la fase uno del método de la no dieta. Una vez que la haya completado, vuelva a responder el cuestionario. Podemos prácticamente garantizarle que ya habrá hecho los avances necesarios. Si es así, estará preparado para comenzar la fase dos.

Muchas personas piensan que no pueden cambiar y temen probar cosas nuevas. La fase uno muestra que se puede romper con los hábitos y abrirse a nuevas formas de pensar, sentir y actuar. Como ya explicamos, este proceso induce a bajar de peso.

Entonces, resumiendo:

- Si respondió *verdadero* a una, a dos o a ninguna pregunta, comience la fase uno del método de la no dieta.

- Si respondió *verdadero* a tres o más de las preguntas, comience la fase uno del **programa, y cuando la haya completado, vuelva a responder el cuestionario de la página 78 para evaluar sus progresos y apreciar los cambios.**

PUNTOS CLAVE

- El programa del método de la no dieta se divide en cinco partes o *fases*.

- Las primeras cuatro fases están orientadas a romper con los hábitos que rigen y controlan la forma en que hace las cosas, cómo se comporta y la forma en que piensa. Al romper con esos hábitos bajará naturalmente de tres a cuatro kilos de peso en el transcurso del programa de veintiocho días.

- Puede contar con que seguirá bajando de peso durante muchas semanas y meses después de completar el programa.

- La fase cinco incorpora la ruptura de los hábitos a su vida cotidiana. Eso le garantiza que continuará bajando el peso que le sobra hasta llegar al peso natural saludable para su cuerpo. También le garantiza que los hábitos negativos ya no volverán a controlar su vida.

Fase uno: preparación

Nada es más fuerte que un hábito.

OVIDIO

Bien, vayamos al grano. Esto es lo que debe hacer para poner en marcha las cosas:

- Hay una página aparte para cada paso del método de la no dieta, que le indicará qué hacer ese día.
- Intente hacer las tareas para las que está listo. Es importante que no omita *ninguno* de los pasos. Debe intentar dar un paso cada día, de modo que la fase uno se cumpla en una semana. En la parte superior de la página hay un espacio para completar con la fecha, así podrá hacer un seguimiento de sus avances.
- Si tiene que interrumpir el programa por un día, y no puede arreglárselas para seguir los pasos de forma consecutiva, no se preocupe. Simplemente, continúe donde lo dejó tan pronto como pueda. Sin embargo, interrumpir el programa disminuirá sus posibilidades de éxito. Y recuerde que debe cumplir todos los pasos.
- Antes de finalizar la fase uno también hay que completar dos tareas adicionales. Si no tiene tiempo, por favor,

no piense en hacer las tareas a medias. No tiene ningún sentido que se engañe a usted mismo.

Lucy, veintiocho años, bajó cinco kilos con el método de la no dieta y ahora mantiene su peso ideal. A pesar de su éxito, casi se derrumbó ante el primer obstáculo. Renunciar a la televisión por una noche fue el desafío más grande que tuvo que enfrentar a lo largo de todo el programa del método de la no dieta.

«Pensé que renunciar a la televisión iba a ser imposible para mí. Pasé la primera hora preguntándome cómo iba a utilizar mi tiempo. Me sentí rara. Lo superé mirándome en el espejo e imaginando cómo me vería si pesara 4,5 kilos menos. ¡Eso me dio la determinación para mantener la televisión apagada! Me di cuenta de que si podía hacer eso, podría hacer cualquier cosa.»

«Luego llamé a mi madre y pasé una hora hablando con ella. Descubrí que si estaba en movimiento, me olvidaba rápidamente de la televisión. Limpié la casa, organicé el armario, tiré mis libros de dietas y hasta comencé a planear las vacaciones. Terminé la noche mimándome con un largo y lento baño. Llené el baño de velas y rocié un poco de aceite de baño de *azúcar y nectarina* en el agua humeante. Pasé una noche hermosa y relajante y logré mucho más que si simplemente hubiera visto la televisión. La única parte difícil de mantener apagada la televisión fue tomar la decisión. Lo demás fue fácil.»

Paso 1   Fecha:

Su tarea de hoy es:

¡No ver la tele en todo el día! Si no acostumbra ver televi-
sión, no escuche la radio.

Puede ser difícil, pero por favor asegúrese de hacerlo. Desplomarse enfrente de la televisión es un hábito que probablemente haya adquirido sin pensarlo. *No* estamos diciendo que el
hecho de ver la televisión es lo que hace que usted engorde.[*]
Lo que estamos diciendo es que si sigue atrapado por sus hábitos le será infinitamente más difícil bajar de peso. Y ver la
televisión es un hábito particularmente fuerte.

Usted sabe bien cómo funciona: vuelve del trabajo a su casa,
se sienta, enciende la televisión y se queda viéndola. Y sigue
viéndola. Y sigue viéndola. Sabe que hay otras cosas que hacer
pero, por alguna razón, no puede ponerse a hacerlas. Entonces, ve la televisión. Y al día siguiente por la noche verá nuevamente la televisión. Y la noche siguiente, también. Y antes
de que pueda darse cuenta, estará pesando diez kilos más.

Aparte de unos pocos buenos programas, en realidad, la
inmensa mayoría de los programas de televisión son bastante
aburridos. El problema es que estamos demasiado acostum-
brados a ver la televisión sin siquiera pensar. Ver la televisión
conscientemente es una cosa, desplomarse en estado comatoso
enfrente del aparato es algo muy diferente. La investigación

---

[*] Sin embargo, en 2004, el profesor Manfred Spitzer, un neurocientista de la
Universidad de Ulm, en Alemania, descubrió una correlación directa entre pasar
períodos excesivos viendo la televisión y las muertes causadas por obesidad, alta
presión sanguínea, altos niveles de colesterol y diabetes.

muestra que ver la tele es una actividad sin sentido que permite que los hábitos mantengan su influencia. Los placeres reales vienen de un compromiso activo con la vida. ¡Lo crea o no, la mayor parte de la gente dice que obtiene más satisfacción de su trabajo que de ver la televisión!

Ver la televisión puede absorber toda su vida sin que se dé cuenta. Cuando la enciende, usted se apaga. Salvo que esté disfrutando activamente de un programa, comprometido con eso, las horas que pierde enfrente de la televisión son tiempo muerto. Ya ha perdido ese tiempo, y nunca lo recuperará.

Por favor, hágase la siguiente pregunta: ¿la televisión realmente está tan repleta de programas apasionantes que no puede apagarla por un día? En vez de colapsarse frente a la televisión, ¿por qué no pasa unos momentos pensando en las otras cosas que podría hacer en lugar de eso? Pronto notará que cuenta con una cantidad impresionante de tiempo extra que puede usar para otras cosas. Entonces, ¿por qué no hace una de sus tareas semanales? Y mientras se dedica a eso, ¿por qué no utiliza un poco de su tiempo extra para llamar por teléfono a un amigo o a un pariente? ¿No es mucho más positivo el tiempo utilizado mejorando una relación personal que el de un espectador idiotizado?

¡Y lo mejor de todo es que habrá utilizado su tiempo para romper con un hábito y bajar un poco de peso!

Sus otras tareas de esta semana: ¡haga algo diferente!

En el curso de la próxima semana deberá hacer dos actividades de la lista que aparece más abajo. Elija dos que normalmente no haría o no se sentiría cómodo haciéndolas. La idea es hacer cosas *nuevas,* de tal modo que usted rompa sus hábitos y salga de su zona de confort. Es fácil hacer algunas de las tareas sin ningún esfuerzo. Pero cuanto más esfuerzo le dedique, y cuanto más diferente sea de lo que hace normalmente, más se beneficiará con el método de la no dieta.

Ahora, marque las dos cosas de la lista que quiere hacer. Y recuerde, ¡no elija las cosas que usted hace normalmente!

NUEVAS COSAS PARA INTENTAR	¿CUÁNDO LAS HARÁ?	MARQUE AQUÍ CUANDO LAS HAYA HECHO
1. **Diario:** cambie de diario o deje de comprarlo.		
2. **Revista:** compre o lea una diferente.		
3. **Radio:** cambie de emisora o comience a escuchar la radio nuevamente.		
4. **Comida:** pruebe algo que no haya comido nunca antes. ¡Sea aventurero!		
5. **Viaje:** vaya a algún lugar nuevo o tome un camino diferente para ir a un destino que le resulte familiar, como su trabajo o su ciudad favorita de la costa.		
6. **Reunión pública:** vaya al ayuntamiento o a algún lugar similar donde haya un mitin.		
7. **Deporte:** puede ser cualquier cosa. ¿Por qué no prueba hacer yoga, tenis de mesa, críquet o natación?		
8. **Pintura o dibujo:** use bolígrafos, lápices, acuarela o carboncillo, lo que usted prefiera.		
9. **Vaya a ver un evento deportivo:** elija algún evento y vaya a verlo.		
10. **Obra de caridad:** elija algún grupo local, vaya y ayude.		

11. **Trabajo doméstico:** haga algo nuevo. No importa si es fregar los platos o hacer bricolaje.		
12. **Lea:** elija algo en lo que normalmente no se hubiera fijado. No importa si es un libro misterioso o una revista sin ningún valor.		
13. **Escriba una historia:** cualquier tema, cualquier extensión.		
14. **Haga ejercicio:** haga algo diferente.		
15. **Cine:** vaya solo a ver una película.		
16. **Contacte** con un amigo o un familiar que hace mucho tiempo que no ve.		
17. **Compras:** vaya a un sitio diferente.		
18. **Museo o exposición:** visite alguno.		
19. **Cambie de lugar:** siéntese en un lugar diferente a donde lo hace habitualmente. Puede ser en el momento de las comidas, en la sala, en reuniones, en cualquier lugar en el que usted tenga un lugar *habitual* para sentarse.		
20. **Mejore su ortografía:** use un diccionario para aprender diez palabras nuevas.		
21. **Amistades rotas:** dé el primer paso para reparar el daño.		
22. **Monte en bicicleta.**		
23. **Juegue** un juego para niños. ¿Quién juega al tejo?		
24. **Aprenda a meditar.**		
25. **Conduzca** de manera menos agresiva (¡algo difícil para algunos!).		

Paso 2   Fecha:

Su tarea de hoy es:

Escriba algo durante 15 minutos.

Asegúrese de que sea algo que usted normalmente no escribiría (no se aceptan listas de la compra). Tal vez una historia o un poema, o tal vez el comienzo de la historia de su propia vida. ¿Será hoy un buen día para empezar a llevar un diario? Escribir es una buena manera de concentrar su mente. Generalmente, ayuda a clarificar la forma en que se quiere vivir. Puede ser que sienta que no tiene todo un libro dentro de usted, pero seguramente tendrá ideas que le gustaría pasar al papel. ¿Por qué no describe a la persona que desearía ser dentro de un año?

Lo más importante es comenzar. Sabemos por propia experiencia que, en realidad, la parte más difícil de escribir es garabatear las primeras palabras. De modo que simplemente comience, aunque le parezca que está garabateando palabras al azar, no importa. Mire por la ventana, ¿qué ve? ¿Cómo es su cuarto? ¿Por qué no comienza una historia combinando las tres últimas conversaciones que ha mantenido? No se preocupe, nadie va a ver nunca lo que escriba. Escóndalo en el fondo de su cajón de calcetines si quiere.

¡Escribiendo durante quince minutos estará dando otro paso en el camino para romper con sus hábitos, liberar su alma y bajar de peso!

EXCUSAS FRECUENTEMENTE UTILIZADAS PARA *NO CAMBIAR*
(O POR QUÉ LAS PERSONAS DICEN QUE NO PUEDEN *HACER
ALGO DIFERENTE*)

- No me adapto muy fácilmente a los cambios.

- Hay demasiadas cosas en mi vida en este momento como para que yo cambie.

- Voy a cambiar cuando mejoren mis circunstancias.

- Si tuviera más tiempo (dinero, amigos o espacio), cambiaría.

- Mi pasado me retiene para cambiar de la forma en que me gustaría hacerlo. Mi infancia (por dificultades económicas o sociales) me impide cambiar.

- Otras personas me impiden cambiar. Tengo que ocuparme de mis hijos (o mi pareja, o mis padres), y no me queda tiempo o energía.

   ¿Cuántas de estas excusas reconoce en usted mismo? Éstos son hábitos de las formas de pensar que pueden también fácilmente entrometerse en el camino hacia sus objetivos. Una vez que los reconozca como lo que son (simplemente hábitos del pensamiento en lugar de razones reales), podrá comenzar a ponerse en movimiento. Cambiar no es sólo una posibilidad, ¡usted ya empezó! En un plazo de sólo veinticinco días será una persona diferente, una persona más delgada, simplemente continuando con el método de la no dieta.

Paso 3   Fecha:

Su tarea de hoy es:

No beba su bebida favorita.

Si usted bebe té, café o bebidas heladas, no deje que ni una gota traspase sus labios en el día de hoy. ¿Por qué no prueba otra cosa? Evite la máquina de café y, en cambio, diríjase al surtidor de agua fría.

¿Su cuerpo reacciona al no contar con su bebida favorita? La crisis de abstinencia de cafeína es bastante común. En parte es una señal de una adicción química pero también simboliza la rebelión de su organismo contra la ruptura de un hábito particularmente poderoso.

El hábito del té y el café son particularmente difíciles de romper. Es probable que desde hace muchos años haya estado repitiendo incesantemente los mismos hábitos respecto al té y al café. Y que, como la mayor parte de la gente, usted se levante de la cama por la mañana, se dirija a la cocina y ponga agua a calentar. Romper este hábito genera un pequeño *shock* en su sistema. En muchos momentos del día de hoy irá inconscientemente a buscar té o café. Romper este hábito va a asestar un golpe particularmente fuerte a la red de hábitos.

Además de ayudarlo a bajar de peso, el método de la no dieta *es bueno para usted porque* no lo desconectará de su apetito ni destruirá su capacidad natural para reconocer si tiene o no hambre.

Muchas personas terminan como ratas de laboratorio, forzadas por sus hábitos a repetir incesantemente las mismas acciones una y otra vez. A las ratas, con frecuencia, sus hábitos les conducen a correr en su rueda de ejercicios durante horas sin parar (algo que al menos es saludable). En cambio, es muy probable que muchas personas hayan pasado años entre el termo de agua, el mando a distancia de la televisión y un libro de dietas. No importa si estos hábitos son insignificantes o perjudiciales. La red de hábitos lo está manejando y la única forma de salir de eso es romper con sus hábitos uno a uno.

Sus otras tareas de esta semana

Bueno, no queremos meterle prisa, pero... ¿ya hizo alguna de las dos tareas adicionales? Tiene que ocuparse de eso pronto porque quedan sólo unos pocos días. Si ya lo hizo, ¡bien hecho! Asegúrese de marcarlo en la lista.

Paso 4   Fecha:

Su tarea de hoy es:

Dé una caminata de quince minutos. Piense en su vida y qué quiere de ella.

Es importante que busque tiempo para esta caminata y no que simplemente la incorpore a su rutina normal. Puede que tenga que planificarla uno o dos días antes para poder hacerla. Si usted es una persona mañanera, tal vez valga la pena que se levante un poco más temprano para salir a dar la caminata. Si no lo es, será una razón aun mejor para que abandone su zona de confort y se transforme en un madrugador, aunque sea sólo por un día. O si no, puede intentar planificarlo para su hora del almuerzo. Hemos visto que para muchas personas el mejor momento es justo después del trabajo. Si para usted es así, deje de lado todo a la hora de regresar del trabajo a su casa y hágalo sin dudar. Esto puede impedir que vuelva inmediatamente a su red de hábitos.

Caminar es un fantástico remedio contra el estrés. ¡Todos nacimos para caminar! No sienta que tiene que apurarse para llegar a algún sitio. Tómese su tiempo. Serán quince minutos plenos para pensar. Posiblemente después de cinco minutos, notará cómo se aclara su mente. ¿Todavía se siente cansado y pesado? ¿Siente que ha renovado su energía?

Uno de nuestros clientes, Joshua, se convirtió en un asiduo caminante después de comenzar el método de la no dieta. Durante más de veinte años se había abandonado a la pereza. Pero la acción de caminar revigorizó la vida de Joshua. Comenzó a desgana, caminando quince minutos como le pedimos. Al día siguiente decidió volver a hacerlo y ahora recorre su vecindario todas las noches después del trabajo. Es su espacio privado para pensar.

Lo que sucedió luego no sólo sorprendió a Joshua, sino también a nosotros. Aparte de adelgazar dieciséis kilos, se volvió a relacionar con su hijo de siete años, Peter, que sufre del síndrome de Asperger, una forma de autismo. Después de un tiempo, Joshua comenzó a llevar a Peter en sus caminatas diarias. Aunque Peter sufría de dificultades de aprendizaje y tenía algunos problemas de comportamiento, pronto comenzó a esperar con ansiedad las caminatas diarias con su padre. Muy pronto, su comportamiento mejoró notablemente. En el curso de unos pocos meses, Peter se convirtió en un niño nuevo. Y su comportamiento continúa mejorando. Fue un beneficio inesperado del método de la no dieta.

Joshua nos dijo: «el método de la no dieta afectó a todas las partes de mi vida. Todos los días trato de hacer algo diferente. Es algo sencillo y bastante profundo. Les hablo a todos mis conocidos de sus beneficios. Sí, adelgacé dieciséis kilos hasta ahora, pero lo más importante para mí es que empecé a vivir de nuevo».

La historia de Joshua muestra que aunque algunas de las tareas que le pedimos que realice puedan parecer triviales, sus consecuencias pueden ser extraordinarias. Los pequeños cambios pueden desencadenar una cascada de eventos que lo llevan a situarse en un lugar muchísimo más positivo. Bajar de peso es sólo uno de los beneficios del programa. Pero primero debe continuar dando pequeños pasos que lo alejen del mundo de los hábitos.

¡Por favor, léame!

La tarea de mañana consiste en levantarse una hora más temprano que lo usual, de modo que no olvide cambiar la alarma de su despertador esta noche. Después de su pequeña caminata, puede sentir deseos de acostarse una hora antes también.

Sus otras tareas de esta semana

¿Ya hizo alguna de las dos tareas adicionales? Tiene que ocuparse de eso pronto. Si ya lo hizo, recuerde marcarlo en la lista.

Paso 5 {style="float:left"}   Fecha:

Su tarea de hoy es:

Levántese una hora más temprano.

Para los malos hábitos las mañanas son mullidas, tibias y extremadamente cómodas. Para muchas personas es extraordinariamente difícil comenzar a hacer cosas por la mañana, de modo que es muy fácil caer en los hábitos que reducen los movimientos. Es un momento muy fértil para sus malos hábitos más arraigados. Analice su propia conducta. Si usted es como la mayoría de la gente, saldrá de la cama, pondrá el agua a calentar, se cepillará los dientes y se lavará con los ojos entrecerrados. Es demasiado fácil realizar una serie de rutinas preprogramadas, como un robot. Sus rutinas matinales se han vuelto rígidas porque usted no dispone de un solo minuto para pensar conscientemente sobre lo que está haciendo.

Si pone el despertador para salir lo más tarde que pueda, comenzará el día apurado e inquieto. Apenas tendrá el tiempo suficiente de hacer lo que tenga que hacer. Tendrá el tiempo justo desde el mismo momento en que abra los ojos. Esto quiere decir que va a estar siempre reaccionando ante los hechos en lugar de tomar la iniciativa. Así que ¡levántese más temprano y tome el control de su vida!

Si se levanta más temprano, tiene una ventaja inicial para todas sus tareas, problemas y preocupaciones. Si cuenta con más tiempo, le será más fácil cambiar sus rutinas y romper con sus malos hábitos. De modo que hoy debe modificar sus hábitos matinales. Deberá utilizar más tiempo en cosas que normalmente hace apurado. Puede utilizar la hora extra tomando su desayuno tranquilamente. Pruebe a sentarse y disfrutarlo en lugar de tomar el desayuno a la carrera. ¿Por qué no bebe un poco de café recién molido en lugar de café instantáneo, una taza de té en hebras en lugar de té en bolsitas, un buen baño prolongado en lugar de un paso rápido por la ducha? ¿Por qué no camina hasta el puesto del vendedor de periódicos y compra el diario de la mañana? En el camino, dedique un momento a fijarse en todo lo que sucede normalmente mientras usted duerme. Fíjese en la sencilla belleza de la salida del sol. Mire cómo la luz se va propagando lentamente sobre el mundo. Mire cómo se derrite el hielo o cómo se evapora el rocío. Observe cómo la mañana va cambiando lentamente de la oscuridad profunda al esplendor del brillo (o tal vez al gris húmedo y frío). Los amaneceres pueden ser estremecedoramente bellos.

> *Además de ayudarlo a bajar de peso,*
> el método de la no dieta *es bueno para usted*
> porque amplía su vida en lugar de restringirla.

Hay una cantidad de formas en que puede utilizar su hora extra. Puede hacer algo en su casa, prepararse para el día que comienza o aprovechar para leer o escribir una carta. Inténtelo, rompa con sus hábitos y libérese de su rutina normal. Si usted normalmente toma el desayuno antes de vestirse, ¿por qué hoy no se pone la ropa antes? Si normalmente deja la vajilla en el fregadero para más tarde, ¿hoy por qué no la lava? Si siempre enciende la televisión mientras se arregla, ¿por qué en lugar de eso no pone la radio o un CD? Sólo cerciórese de intentar hacer algo diferente.

El objetivo de hoy no es que se prive de dormir. Al contrario, lo que estamos intentando es mostrarle que puede introducir cambios en su vida, aun cuando a esta altura todavía sean pequeños, sutiles. Recuerde, esto es apenas el comienzo del método de la no dieta. Estas transformaciones que van aumentando paulatinamente constituyen el trabajo preparatorio para los cambios permanentes y para bajar de peso de forma definitiva.

Todas las actividades del método de la no dieta fueron pensadas para hacer que se libere de la red de hábitos. Lo harán consciente de las cosas que usted hace cotidianamente sin pensar. Casi todo lo que usted puede hacer puede hacerlo por hábito. Adquirir conciencia de sus hábitos y romper con ellos le permitirá crear las condiciones necesarias para que se produzca un cambio permanente.

Aunque hoy sólo ha tomado unas pocas decisiones nuevas, puede ser que sienta que van creciendo en su interior ligeras punzadas de incomodidad. Es su red de hábitos que está intentando volver al redil. Es muy cómodo hacer siempre las mismas cosas una y otra vez. Pero también es una trampa. Al ir soltándose poco a poco de la red de hábitos, ésta se va debilitando. Con cada día que esto sucede, con cada decisión que usted toma, su red de hábitos se debilita y se fortalece su voluntad.

Ya puede felicitarse. ¡Hoy ha dado un gran paso adelante!

Un empujoncito

¿Ya hizo alguna de las dos tareas adicionales? Si ya lo hizo, recuerde marcarlo en la lista. Si no, escoja las dos ahora y decida cuándo va a hacerlas en esta semana.

Paso 6   Fecha:

Su tarea de hoy es:

Haga una lista de lo que quiere haber logrado a estas alturas del año próximo.

Cuanto más grandes sean sus sueños, más cambiará su vida. Pero anote también las pequeñas cosas.

Si se concentra en sus objetivos, es más probable que se realicen. A continuación encontrará algunas preguntas que lo ayudarán a concentrarse pero, por favor, recuerde que se trata de sus sueños e ideas, así que siéntase libre de escribir lo que usted desee. Las preguntas son las siguientes:

- ¿Cuánto le gustaría pesar el año próximo?
- ¿Cómo le gustaría que se desarrollaran sus relaciones personales durante el año próximo?
- ¿Dónde le gustaría vivir?
- ¿Cómo ve el desarrollo de su carrera?

Ahora haga una lista de los pasos concretos que puede dar para lograr esos objetivos. No es necesario que sea algo extenso. No se preocupe si le parece intimidante, no tiene que llevarlos a la práctica de inmediato. La idea es que pueda pensar libremente y desterrar todas las excusas. Si quiere, puede agregar elementos a esta lista en el futuro. También puede agregar elementos a su lista de deseos cuando quiera. ¡Comience a soñar y no se detenga nunca! Y si puede desterrar el hábito de poner excusas, hará grandes progresos.

Sus otras tareas de esta semana

¿Ya hizo alguna de las dos tareas adicionales? Tiene que hacer-las antes de que termine el día de mañana. Si ya las hizo, már-quelo en la lista.

Paso 7   Fecha:

Su tarea de hoy es:

Haga una buena acción para alguien, algo que pueda mejo-rar en algo la vida de esa persona.

Un acto de amabilidad al azar es el mejor regalo mágico que pueda hacerle a alguien. Entonces, su tarea de hoy es hacer una pequeña buena acción para alguien. No es necesario que sea algo grande. Tal vez pueda ayudar a un compañero de trabajo a ordenar su escritorio, ayudar a un vecino a llevar sus compras o hacer algo que usted sabe que su pareja odia hacer. Si terminó un buen libro, ¿por qué no lo deja en el banco de una plaza o en el asiento del autobús?

Piense en sus amigos, su familia y sus compañeros de trabajo. ¿Cómo puede hacer que sus vidas sean un poquito mejor? Le aseguramos que hay algo pequeño que usted puede hacer para que alguna otra persona sienta que mejoró todo su día. Puede ser dar algo sólo por el gusto de dar sin esperar nada a cambio. Tal vez, si conoce a un colega que esté muy presionado con un trabajo en especial, pueda dejarle un pequeño presente al comienzo de la mañana. Si alguna persona mayor vive sola cerca de su casa, ¿por qué no le da su teléfono por si tiene una emergencia? Trate de no comentar nada de esto a nadie. Se verá recompensado de otras maneras.

Hace muchos años me torcí el tobillo en la calle. Un adolescente salió de la peluquería en la que trabajaba y me ayudó a llegar a un asiento. Luego me ofreció una taza de café. Para él era algo muy sencillo, pero eso me alegró el día. Ahora lo único que recuerdo es la gratitud. El dolor lo olvidé hace mucho tiempo. Si hoy ve a alguien que necesite ayuda, ¿por qué no le tiende una mano? Si no ve a nadie que lo necesite, ¿por qué no deja un ramo de flores en el escritorio de un compañero de trabajo?

No queremos ser pesados, pero...

¿Ya completó sus tareas adicionales? Tiene que hacerlo antes de que termine el día de hoy. Recuerde marcarlo en la lista.

Evaluación de la fase uno: ¿cómo lo hizo?

P. ¿Cuántos de los siete pasos cumplió?

1   2   3   4   5   6   7

Rodee la cantidad que realizó. Multiplique ese número por tres y escriba su puntuación aquí:

. . . .

P. ¿Cuántas de las dos tareas adicionales realizó?

1   2

Rodee la cantidad que realizó, multiplique ese número por dos y escriba su puntuación aquí:

. . . .

Sume las dos puntuaciones y anote el total aquí:

. . . .

P. ¿Hizo una pausa durante la semana? (¿Completar los siete pasos le llevó más de una semana?)

Si la respuesta es *sí*, reste cuatro puntos de su total.

Anote su nuevo total aquí:

. . . .

¿Cómo lo hizo?

Puntuación inferior a 15

Usted no está aún preparado para continuar con el resto del programa. Para lograr su objetivo, necesita introducir cambios en su vida. Su puntuación sugiere que aún no ha logrado hacerlo.

Recuerde: *¡usted no ha fracasado!* Nadie *fracasa* en el método de la no dieta. Sólo que no ha optimizado sus beneficios. ¿Por qué no se da otra vuelta por la fase uno y se fija en si puede mejorar su puntuación? Esta vez puede intentar hacerlo con un amigo, con un miembro de su familia, o bien en línea, en la web www.nodietdietway.com. Y recuerde que si usted sigue el método de la no dieta, ¡va a adelgazar!

Puntuación entre 15 y 20

¡Muy bien! Ha hecho un buen comienzo. Sin embargo, antes de que pueda pasar a la fase dos debe hacer una tarea más en el día de hoy. Puede ser uno de los siete pasos que pasó por alto, o bien puede intentar una de las tareas adicionales. Hágalo ahora y estará en el camino hacia su objetivo. Entonces pasará a la fase dos.

Puntuación de 21 o más

¡Felicidades! Lo hizo muy bien en su primera semana. Y demostró que puede introducir cambios significativos en su vida. Tiene muchas posibilidades de lograr su objetivo de bajar de peso. Trate de mantener su resolución al entrar en la fase dos.

PUNTOS CLAVE

- La fase uno prepara el terreno para un quiebro de los hábitos a largo plazo. Cada vez que usted rompe un hábito, va debilitando la red de hábitos y avanza un paso esencial en el camino que lleva a bajar de peso.

- Usted debe haber completado los siete pasos en una semana. Si no logró hacerlo, puede haber reducido su adelgazamiento general. Sin embargo, no sienta que ha fracasado. No es así. Pero por favor, intente completar (y complete) la fase dos en siete días. Si lo hace, va a optimizar su tasa de adelgazamiento.

- La mayoría de la gente baja alrededor de medio kilo de peso durante la fase uno, pero muchas personas bajan aún más.

Fase dos: baje de peso con un comportamiento adecuado

El hombre se vuelve esclavo de los actos que repite constantemente. Lo que empieza siendo una elección termina siendo una obligación.

ORISON SWETT MARDEN

Nuestra investigación ha demostrado que, como promedio, la gente baja alrededor de medio kilo de peso durante la fase uno. Pero, en realidad, ése no es el objetivo principal de esa fase. Se trata de sentar las bases para *que adelgace de una manera saludable y para que no necesite ponerse a dieta nunca más*. Y eso es lo que va a suceder en las próximas semanas. En la fase dos es donde va a comenzar a avanzar a pasos de gigante. Es el punto en el que empezará a experimentar cambios concretos que van a incorporar la pérdida de peso a su vida. La fase uno creó las condiciones para el cambio. La fase dos lo pone en práctica.

> *«Los estudios muestran que* [el método de la no dieta] *funciona tan bien como la Atkins y Weight Watchers (si no mejor) para ayudarlo a bajar de peso. Y no tiene que estar leyendo ni siquiera una clasificación de las comidas.»*
>
> *NOW*

Y ahora, a adelgazar (que después de todo, es la razón por la cual está siguiendo el método de la no dieta). Hay muchas dietas que garantizan que se puede bajar de tres a cuatro kilos en una semana aunque, en realidad, tendrá suerte si baja entre uno y dos kilos. Pero esas dietas llevan a la desesperación por la comida, la ansiedad, la culpa y la depresión. No se puede soportar una dieta de ese tipo por mucho tiempo porque ni usted ni nadie tiene la fuerza de voluntad para sobrellevar el castigo mental y físico que imponen. Como resultado, la pérdida de peso es temporal, y muy poco después de abandonar la dieta se termina pesando más que lo que se pesaba antes de empezarla. Esto lleva a la culpa, la depresión y el clásico efecto yoyo de las dietas.

Cada vez que la gente inicia una dieta, está convencida de que esa vez lo va a lograr. Es un sentimiento tan común que los psicólogos le han dado incluso un nombre: se denomina síndrome de la falsa esperanza y lo experimenta la gente que se somete a dieta una y otra vez aunque siempre fallen. Siempre están convencidos de que *esta vez va a ser diferente*. Pero nunca lo es, desde luego. La única manera de obtener algo diferente es *hacer algo diferente*.

Además de ayudarlo a bajar de peso, el método de la no dieta *es bueno para usted porque* no se centra en la comida, de modo que usted no se obsesiona con ella ni desarrolla frente a los alimentos una actitud perjudicial para la salud.

Con el método de la no dieta, puede bajar entre medio kilo y un kilo por semana hasta alcanzar su peso saludable ideal y luego mantenerlo para toda la vida. Y lo que es más, el método de la no dieta va a permitirle bajar de peso sin retortijones de hambre, sin depresión ni culpa. De modo que esperamos que esté de acuerdo en que vale la pena continuar con la fase dos y lo que viene después.

Katy, una de nuestras primeras clientas, desistió a la mitad de la fase dos en su primer intento. Unas semanas después lo intentó nuevamente y encontró que, en el segundo intento, todo resultaba a pedir de boca. Descubrió que, con el paso del tiempo, se le hacía cada vez más fácil introducir cambios en su vida. Ahora pesa alrededor de 15,5 kilos menos, que es aproximadamente lo que quería conseguir. ¿Su opinión? «Continúe haciendo algo diferente. ¡Recuerde adónde quiere llegar en un plazo de un año!»

La ventaja extra para Katy es que sabe que nunca más va a tener que volver a hacer una dieta.

Un comportamiento adecuado

A estas alturas es probable que haya aceptado el hecho de que los hábitos gobiernan una gran parte de su vida. La fase uno le mostró que hay una cantidad de hábitos físicos que determinan la forma en que realmente se mueve cuando *hace* las cosas. Ver la televisión, beber té o café, cepillarse los dientes son todas acciones que, en gran parte, están regidas por *hábitos de conducta*. Usted hace las cosas de determinada manera porque siempre las ha hecho de ese modo.

Ahora veamos algo un poquito más fuerte. ¿Qué pensaría si le dijésemos que sus hábitos también controlan la forma en que se comporta e interactúa con los demás? ¿No siente un escalofrío de desesperación bajando por su espalda? Bueno, tenemos interesantes noticias que darle: los hábitos controlan totalmente la forma en que usted se comporta. Y ésta es una de las principales razones por las que sufre de sobrepeso. Lo más probable es que usted casi no tenga control sobre la forma en que actúa día a día. *¡Pero puede adquirirlo!* La esencia del método de la no dieta es devolverle el control total sobre su vida. Y esto va a suceder más pronto de lo que piensa.

Pero primeramente, nos gustaría mostrarle hasta qué punto su vida actual está manipulada por la red de hábitos. Dedique unos minutos a recorrer con su mente un día típico: le apostamos uno contra cien a que esa enorme cantidad de cosas que hace en un día común no son más que repeticiones de lo que hizo ayer, un día antes, una semana antes, un mes antes...

Veamos algunos ejemplos: ¿duerme siempre en el mismo lado de la cama? ¿Se levanta siempre a la misma hora? ¿Siempre practica el sexo los mismos días de la semana (y en las mismas posiciones)? ¿Siempre va al baño a las mismas horas? ¿Siempre sigue el mismo recorrido hasta la parada del autobús, la estación o su coche? ¿Siempre toma el mismo camino para ir a su trabajo? Y cuando llega, ¿bebe siempre de la misma taza? ¿Siempre se sienta en la misma silla en las reuniones? ¿Siempre mantiene las mismas conversaciones de cortesía con la misma gente?... ¿Hace falta que sigamos preguntando?

Puede ver que gran parte de su comportamiento en un día típico está controlada por hábitos. Un hábito lleva inexorablemente al siguiente, que dispara el siguiente, y el siguiente. Por supuesto, todos tenemos total conciencia de lo que sucede a nuestro alrededor. Sólo que tendemos a hacer las mismas cosas una y otra vez. En cierta forma, es cómodo. Es como estar atrapados en el tiempo, repitiendo eternamente lo mismo.

Evidentemente, muchos hábitos son inocuos. Nos ayudan a automatizar determinadas partes de nuestra vida. Por ejemplo, nadie quiere ponerse a pensar demasiado antes de encender la luz cuando simplemente necesita salir de la oscuridad.

Pero otros hábitos, en particular los relativos a la comida y al ejercicio físico, pueden ser muy perjudiciales. Como los hábitos de las relaciones personales. Por ejemplo, enamorarse siempre del mismo tipo de perdedor sintiendo siempre que *usted* es la única persona que puede cambiarlo. La investigación ha demostrado que el comportamiento respecto a las comidas, a las relaciones personales y, de hecho, respecto a todo, está regido por el hábito.

> *Además de ayudarlo a bajar de peso,* el método de la no dieta *es bueno para usted porque* es una forma de apropiarse de su futuro, en lugar de quedar prisionero de su pasado.

Entonces, ¿le parece raro que cuando intenta cambiar un hábito porque comienza una dieta, todos los demás hábitos traten de hacerlo regresar de nuevo a la red? Es que no sólo estará luchando contra la necesidad de comer, sino que además ¡estará luchando contra *todo*! Ni la fuerza bruta podrá hacerlo salir de esa prisión. Para escapar, necesitará un poco de astucia. Tendrá que romper sus hábitos discretamente. Tendrá que *hacer algo diferente*. Y esta semana lo haremos pidiéndole que *actúe* de manera un poco diferente a la forma en que lo hace normalmente.

A lo largo de la próxima semana le indicaremos siete tareas que le permitirán explorar diferentes aspectos de su personalidad. Al hacerlo logrará romper con algunos de los más poderosos y arraigados de todos los hábitos.

Las partes de su personalidad que exploraremos son:

- Asertivo-no asertivo.
- Calmado/relajado-enérgico/dinámico.

- Terminante-flexible.
- Espontáneo-sistemático.
- Introvertido-extravertido.
- Convencional-no convencional.
- Centrado en lo individual-centrado en lo grupal.

Verá que en cada área de la personalidad hay opuestos y esos opuestos constituyen los dos extremos de un espectro de comportamientos. La mayor parte de la gente tiende a operar dentro de un margen muy estrecho. Por ejemplo, si su pareja está malhumorada una mañana, hay muchas formas de actuar. En un extremo del espectro estaría responder con una calidez y una comprensión excepcionales. En el otro, una total hostilidad. Pero entre esos dos extremos existe un millón de posibilidades.

Mucha gente puede reaccionar sólo de una manera, en gran parte por el hábito, que guía al temperamento. Algunas veces, esa manera será la más acertada. Pero la mayor parte de las veces equivaldrá, a nivel del comportamiento, a usar una gran masa para abrir una nuez. Como dice el viejo refrán: «Si la única herramienta con que cuentas es un martillo, verás todos los problemas como clavos». El objetivo de la fase dos es romper los hábitos de comportamiento sumando algunas herramientas más a aquellas de las que usted dispone porque ¡el martillo no es la única herramienta!

En la fase dos, vamos a pedirle que se comporte de manera un poco diferente a la forma en que lo hace normalmente. Puede tomarlo como un permiso para explorar diferentes partes de su personalidad, las partes que se han ido oxidando por falta de uso. Véalo como una actuación. Tiene que deshacerse de la ropa vieja y probarse ropa nueva. No tiene que ser para siempre, puede probarlo sólo una vez. Al principio, puede ser que quiera hacer la prueba de una manera sutil y limitada, de modo que nadie lo note. Cuando lo haga, verá que obtiene respuestas sutilmente diferentes por parte de los demás. Es probable que los demás ni siquiera sean conscientes de cómo van a cambiar en relación a usted. Usted se transformará en un catalizador para el cambio, no sólo para usted, sino también para los que se encuentren a su alrededor. Tal vez, siempre haya deseado que una persona determinada se comportara de manera diferente. Fíjese en qué sucede cuando *usted* actúa de forma diferente hacia esa persona. Recuerde que si *hace algo diferente* obtendrá algo diferente en respuesta.

Al principio, algunas de las cosas que le pediremos que haga en la fase dos pueden parecerle un poco imprecisas. Esto es porque vamos a pedirle que examine algunos aspectos de su propia personalidad y eso puede requerir alguna reflexión de su parte. Pero no se preocupe, no va a ser demasiado difícil. Por ejemplo, en el paso ocho le pediremos que evalúe hasta qué punto es asertivo o no asertivo. A algunas personas esto les parece confuso porque no saben muy bien qué lugar de la escala les correspondería. La forma en que se ven a sí mismos puede diferir mucho de la forma en que los ven sus amigos y familiares. Si le sucede eso, deberá entregarse a su propio juicio. Aun cuando se sienta un poquito indeciso al respecto, guíese por su primera sensación interna. Lo importante es tomar la decisión y pasar a la acción. En realidad, no existe una respuesta totalmente correcta o incorrecta. Finalmente, da lo mismo que tenga una puntuación de cuatro o de cinco en la escala del grado de asertividad. El objetivo consiste simplemente en determinar a grandes rasgos qué parte de la escala es la que le corresponde, para que luego se comporte de manera diferente.

Si su puntuación en la escala es cero, o si se siente totalmente incapaz de decidir, tenemos un pequeño truco para ayudarlo a encontrar la respuesta. Observe cuidadosamente su interior y fíjese en qué le hace sentir *menos* cómodo: ¿la perspectiva de actuar de manera más asertiva por un día hace que se sienta interiormente un poco más incómodo? Si es así, deberá asumir que usted es *naturalmente* poco asertivo y deberá intentar ser más asertivo por un día.

Al finalizar la fase dos usted habrá adelgazado alrededor de un kilo y será mucho más flexible y adaptable. Sus hábitos tendrán muchísimo menos control sobre usted, y se sentirá mucho menos estresado y angustiado por la vida cotidiana. Se sentará en el lugar del conductor, y no estará siguiendo los deseos de cualquiera de los que están a su alrededor. Estará de buen humor cuando sea adecuado estar de buen humor, se apasionará cuando quiera hacerlo, y se sentirá relajado el resto del tiempo.

Sin embargo, hay un punto que es importante recordar. Cuando intente comportarse de modo un poquito diferente deberá estar seguro de hacerlo en la situación apropiada. Puede ser conveniente gruñirle y gritarle a alguien que lo haya agredido pero es menos aconsejable hacer lo mismo en una reunión de negocios. Cuando inicie la fase dos, es posible que se sienta como si hubiera cambiado de velocidad. Esto sucede porque tendrá que empezar a elegir formas diferentes de comportamiento de una lista de opciones, en lugar de apoyarse en nosotros para que le digamos qué hacer. Precisamente de este modo es como el método de la no dieta se ajustará a sus necesidades. Éste es otro aspecto que la diferencia de las dietas de alimentación y una de las principales razones por las que funciona. No es tan duro como parece en un comienzo y sólo tendrá que introducir un pequeño cambio por día.

Paso 8   Fecha:

Su tarea de hoy es:

Ser más (o menos) asertivo.

Hoy usted tendrá que trabajar con la asertividad y la no asertividad. Obviamente son dos formas muy distintas de reaccionar ante una situación. Las dos son legítimas pero puede que
haya caído en el hábito de ser *siempre* demasiado asertivo o
demasiado poco asertivo (o de nunca ser ni lo uno ni lo otro).

Si en verdad el mundo es un escenario, hoy usted deberá
asumir un papel diferente. Pero antes que nada, ¿qué queremos decir cuando hablamos de asertivo o no asertivo?

- **Ser asertivo** es insistir en sus derechos, pedir lo que usted
  desea.
- **Ser no asertivo** es no ponerse en primer lugar, no pedir
  lo que desea.

¿Cómo se evalúa a usted mismo? (Y recuerde que lo que
cuenta es cómo se siente *usted* consigo mismo y no lo que piensan los demás.)

Marque un número en la siguiente escala. . .

¿Usted se comporta normalmente de una manera *asertiva*
o *no asertiva*?

5	4	3	2	1	0	1	2	3	4	5
☐	☐	☐	☐	☐	☐	☐	☐	☐	☐	☐

No Asertiva   Ni lo uno   Asertiva
                               ni lo otro

Como probablemente ya habrá imaginado, no es una buena idea ser constantemente demasiado ni lo uno ni lo otro. Si usted es invariablemente *demasiado asertivo,* puede ser que parezca agresivo y poco dispuesto a tomar en cuenta el punto de vista de los demás. Esto puede perjudicarlo profesionalmente, ya que puede que a mucha gente no le agrade trabajar o hacer negocios con usted. También puede perjudicar su vida social porque los demás pueden sentir que siempre se pone en primer plano.

Si es invariablemente *demasiado poco asertivo,* puede ser que nunca obtenga lo que desea. También puede suceder que siempre deje que los demás tomen las decisiones por usted, y eso puede perjudicarlo profesionalmente, ya que sus superiores pueden pensar que no se preocupa lo suficiente por los intereses de la compañía. Socialmente, algunas personas pueden creer que es demasiado tímido y reservado para que resulte divertido estar con usted. En una relación, su pareja puede pensar que usted es demasiado fácil de manejar, y lo mismo pueden pensar sus hijos.

Obviamente, hay grados muy variados de *asertividad* entre uno y otro extremo, y una cantidad enorme de formas alternativas aceptables para comportarse. Olvídese de la escala de la *asertividad* que marcó hace un momento. Hoy deberá intentar comportarse de la manera opuesta. Deberá *hacer algo diferente.*

Póngalo en práctica

Durante el transcurso del día de hoy, surgirán situaciones ante las que usted normalmente reaccionaría de manera asertiva o no asertiva. Trate de anticiparse a algunas de ellas. Piense cuándo podría suceder y cómo respondería normalmente.

Si normalmente usted es asertivo

¿Siempre tiene algo que decir acerca de lo que se está hablando?
¿Es usted una de esas personas que tienen una opinión formada sobre todo?

Hoy, aunque sea sólo por un breve espacio de tiempo, intente relajarse un rato y mostrarse no asertivo. Luego, simplemente observe qué sucede. Adopte una de las siguientes opciones (marque una) o bien plantéese una idea propia:

❑ **Permanezca más en segundo plano.** Por ejemplo, si está participando en una reunión, no muestre sus sentimientos. Intente observar cómo se desarrolla la situación y haga todo lo que pueda por no influir en el resultado.

❑ **Ignore las críticas, *no reaccione* ante ellas.** Por ejemplo, si está hablando por teléfono con un amigo o conocido que lo sermonea, muérdase la lengua para no responderle. Recuerde que es la oportunidad perfecta para poner en práctica el método de la no dieta.

❑ **En una discusión o reunión, actúe como si otra persona supiera más que usted (aunque no sea así).** Si no puede llegar a manifestar verbalmente su acuerdo, ¿por qué no asiente y sonríe? No se estará comprometiendo. Es sólo un ejercicio.

❑ **Deje que otra persona elija o decida por usted.** Puede ser una decisión relativamente pequeña, como permitir que alguien elija su sándwich. Nunca se sabe, tal vez le guste.

❑ **O bien piense en su propia forma de ser no asertivo y escríbala aquí:**

....

Si normalmente es no asertivo

Hoy podría intentar ser más confiado y más directo con alguien. Adopte una de las siguientes opciones (marque una) o proponga su propia idea:

❑ **Sea directo al pedir lo que desea.** Puede ser en su trabajo o en una situación social (incluso en la cama). Por ejemplo, podría decirles a sus amigos a qué bar o restaurante le gustaría ir.

❑ **Exprese su opinión.** Puede estar relacionada con la política, el trabajo o el estado global del medio ambiente. Usted decide.

❑ **Sea más enérgico para hacer entender sus puntos de vista en un tema en el que crea.** Si durante las conversaciones siempre expresa su opinión tímidamente y no la defiende, ¿por qué no discute hoy? ¿Por qué no se pone en contra del punto de vista de otra persona afirmando sus propios puntos de vista? No necesita ser agresivo, pero tiene derecho a mantener su opinión, ya sea en su casa, en la oficina o con sus amigos.

❑ **Diga no (cuando sea correcto hacerlo).** Por ejemplo, si sale con amigos y todos quieren otro trago pero usted no, diga *no*. Del mismo modo, si todos quieren irse del lugar en el que se encuentran pero usted no, ¿por qué no les pide que se queden un poco más?

❑ **O bien piense en su propia forma de ser asertivo y escríbala aquí:**

....

Paso 9   Fecha:

Su tarea de hoy es:

Cambiar su comportamiento en un grupo.

En menor o mayor medida todos somos camaleones sociales. El personaje que adoptamos en un grupo puede ser diferente de cómo somos cuando estamos solos. Un buen ejemplo son las reuniones familiares. En Navidad, en los cumpleaños, las bodas y los funerales, casi todos vuelven a asumir el rol que asumieron durante la mayor parte de sus vidas; es extremadamente difícil no volver a asumir el personaje que los demás esperan que uno represente. Seguramente conoce esa sensación: si es el más joven, casi nadie podrá aceptar que ya no tiene cinco años. Y en cierta forma, usted sigue asumiendo el papel que los demás esperan que interprete. Probablemente, lo mismo suceda en casi todos los grupos a los que pertenece. Ya sea un grupo de trabajo o un grupo social, es probable que su forma de ser *en grupo* dependa en gran medida de sus hábitos. Es fundamental que usted rompa con esos hábitos y eso es lo que va a hacer en el día de hoy.

Cuando está en un grupo, ¿por lo general se centra básicamente en usted mismo o pone a los demás en primer lugar? Ambas son formas aceptables de vivir la vida, pero es demasiado fácil caer en un patrón de comportamiento y eso no sólo es malo para usted, sino que además lo convierte en un miembro del grupo menos eficaz, y entonces, irónicamente, puede salir perdiendo.

Pero antes que nada, ¿qué queremos decir cuando hablamos de centrarse en el grupo o centrarse en lo individual?

- **Centrado en el grupo** significa que adopta un punto de vista de equipo o apoya al grupo. Significa poner en primer plano las necesidades del grupo, ya sea la familia, los amigos, los miembros de un equipo o la organización para la que usted trabaja.
- **Centrado en lo individual** significa que hace lo suyo y antepone sus propias necesidades a las necesidades del grupo.

  Como probablemente ya habrá imaginado, no es bueno actuar constantemente de la misma manera.
- Si está demasiado centrado en lo individual, puede parecer desconsiderado o egoísta y como resultado, la gente no va a confiar en usted ni a quererlo. Esto puede perjudicar sus perspectivas profesionales y limitar su vida social.
- Si está demasiado centrado en lo grupal, tal vez no esté haciendo lo mejor para usted o para los demás grupos a los que pertenece. También puede suceder que los demás saquen ventajas de su buena predisposición natural.

  Paradójicamente, esto puede perjudicarlo en su profesión, porque no se hará notar como individuo ni será reconocido por su buen trabajo, y el resultado puede ser que siempre se olviden de usted cuando se trata de promover a alguien.

Se puede, y además es legítimo, adaptar el comportamiento a lo que dictan las circunstancias. De hecho, la interacción en un grupo es algo que ofrece grandes oportunidades para romper con los propios hábitos y comportarse de modo diferente. En un grupo, es frecuente que las personas se centren en sí mismas. De modo que podrá cambiar su comportamiento sin que resulte demasiado evidente. Y ese cambio puede disparar diferentes reacciones por parte de los demás sin que siquiera se den cuenta. Pruebe y compruébelo usted mismo.

¿Cómo se evalúa a usted mismo? (Y recuerde que lo que cuenta es cómo se siente *usted* consigo mismo y no lo que piensan los demás.)

Marque un número en la siguiente escala. . .

¿Usted se comporta normalmente *centrándose en lo individual* o *centrándose en el grupo*?

5	4	3	2	1	0	1	2	3	4	5
☐	☐	☐	☐	☐	☐	☐	☐	☐	☐	☐

⟵——————————————————————⟶

Centrado en   Ni lo uno   Centrado
lo individual   ni lo otro   en el grupo

Póngalo en práctica

Durante el transcurso del día de hoy, surgirán situaciones ante las que usted normalmente se centraría o bien en sus propios intereses o bien en los del grupo.

Trate de anticiparse a algunas de ellas y compórtese de manera diferente.

Si usted es una persona que normalmente tiende a centrarse en el grupo, intente centrarse más en lo individual.

Sin embargo, por favor, recuerde que la idea no es que sea egoísta (una característica que nos parece muy desagradable), sino que tenga en cuenta sus intereses tanto como los intereses del grupo. Incluso, algunas veces, ponerse en primer plano puede beneficiar al grupo. Por ejemplo, si usted es un padre ocupado o una madre ocupada que siempre pone a la familia por delante, puede estar un poco resentido por no tener tiempo suficiente para usted mismo. El resentimiento es corrosivo.

Concederse un poco de tiempo para ser usted mismo puede hacer maravillas para el bienestar de toda la familia. Va a hacer que se sienta más feliz y más satisfecho y a convertirlo en un padre o una madre mucho mejor y más eficiente.

Muchas veces la gente se centra más en el grupo porque es la opción más fácil. Entonces, aunque sea por un breve espacio de tiempo, hoy adopte una de las opciones que le presentamos a continuación (marque una) o bien plantéese una propia:

- ❑ **Tome una postura individual.** En el trabajo, por ejemplo, no dedique más esfuerzo a una tarea que estén haciendo sus colegas. Si se trata de una tarea grupal, cada uno debe hacer su parte. Usted no debe extenuarse mientas los demás se dan un paseo gratis.
- ❑ **Comparta sus necesidades individuales con uno o más miembros del grupo.** Por ejemplo, si sale a cenar con amigos y necesita irse temprano, dígaselo a todos con antelación. No sienta que debe disculparse. Simplemente, exprese sus necesidades. Se va a sorprender de la respuesta.
- ❑ **Haga lo correcto sin preguntar a los demás.** Si conoce la respuesta a algo, tome una decisión sin esperar la aprobación de los demás. No sienta que debe disculparse con ellos por tomar una decisión que concuerda con lo que sabe que está bien. Simplemente, hágalo.
- ❑ **Haga algo que sea exclusivamente para usted.** Es importante que se tome un tiempo todos los días para tratarse bien a sí mismo. Si está apurado cumpliendo tareas grupales, por ejemplo organizando una reunión social, tómese un tiempo para usted mismo, para hacer lo que quiera. Si quiere ir de compras o ir a un café con sus compañeros, simplemente hágalo. No se sienta culpable. Usted se lo merece.

❏ **O bien piense cómo sería, a su manera, estar menos centrado en el grupo y escríbalo aquí:**

....

Si usted es una persona que normalmente tiende a centrarse en lo individual, intente centrarse más en el grupo.

Recuerde que el objetivo es intentar poner los intereses del grupo antes que los suyos. No se preocupe, no necesitará hacer enormes sacrificios y muy pronto verá que ayudar a los demás muchas veces indirectamente lo beneficia a usted mismo. Comprobará que muchas veces si da la primera demostración de generosidad, los demás harán todo lo posible por ayudarlo en el futuro. Además, ayudar a los demás genera una agradable sensación de satisfacción que contribuye a reducir el estrés y refuerza el sistema inmunológico. Adopte una de las siguientes opciones (marque una) o bien plantéese una idea propia:

❏ **Ofrezca apoyo o ayuda a otro miembro del grupo.** Si nota que alguien se está atrasando con su trabajo, ¿por qué no le ofrece hacer una parte del trabajo en su lugar? ¡Le quedará eternamente agradecido!

❏ **Organice un evento en el que pueda participar todo el grupo.** Por ejemplo, puede que sus amigos quieran salir una noche todos juntos. ¿Por qué no lo organiza usted?

❏ **Escuchar y aprender es fundamental para ser parte del grupo.** Entonces, ¿por qué no escucha cuidadosamente las sugerencias de los demás? Nunca se sabe, tal vez aprenda algo nuevo.

❏ **O bien piense en su propia forma de estar menos centrado en lo individual y escríbala aquí:**

....

Paso 10   Fecha:

Su tarea de hoy es:

Cambie su nivel de energía.

¿Impasible o hiperactivo? Las personas pueden variar mucho en cuanto a sus niveles de calma o energía. Esto no sólo varía de acuerdo con la personalidad, sino también en relación con el estado de ánimo, el momento del día o la situación en la que uno se encuentra. Hasta para la persona más calmada puede resultar difícil relajarse si se ve parada en medio de un atasco de tráfico desde hace tres horas. Del mismo modo, incluso al más hiperactivo adicto al trabajo puede resultarle difícil sentir entusiasmo al término de un día particularmente aburrido en la oficina. Sin embargo, puede ser que algunas personas sean siempre demasiado relajadas en su forma de encarar las cosas, mientras otras personas parecen ser constantemente hiperactivas.

Pero ¿qué queremos decir cuando hablamos de ser calmado y relajado o enérgico y dinámico?

- **Calmado/relajado** significa ser apacible, no sufrir estrés ni tensiones.
- **Enérgico/dinámico** significa ser entusiasta, motivado y desbordante de energía.

¿Cómo se evalúa a usted mismo? (Y recuerde que lo que cuenta es cómo se siente *usted* consigo mismo y no lo que piensan los demás.)

Marque un número en la siguiente escala. . .

¿Usted se comporta normalmente de una manera *calmada/relajada* o *enérgica/dinámica*?

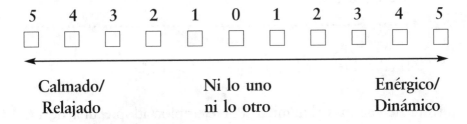

| 5 | 4 | 3 | 2 | 1 | 0 | 1 | 2 | 3 | 4 | 5 |
| ☐ | ☐ | ☐ | ☐ | ☐ | ☐ | ☐ | ☐ | ☐ | ☐ | ☐ |

Calmado/   Ni lo uno   Enérgico/
Relajado   ni lo otro   Dinámico

Póngalo en práctica

¡En el día de hoy intente asumir una perspectiva diferente!

Si normalmente usted es enérgico

Adopte una actitud más relajada frente a la vida. Por ejemplo, adopte una de las siguientes opciones (marque una) o bien plantéese una idea propia:

❑ **Tómese cinco minutos cada hora para pensar en algo a su elección.** Algo específico. Podrían ser las próximas vacaciones, una posible pareja, una bella obra de arte, o la casa o el automóvil de sus sueños. Por supuesto, si insiste, puede pensar en el trabajo.

❑ **Haga algo *lentamente* en lugar de hacerlo a toda velocidad.**

❑ **Deje algo para más adelante.** Puede ser lavar los platos, pagar una cuenta, devolver una llamada telefónica o actualizar la hoja de cálculo de la oficina. En realidad, no importa lo que haga en la medida en que aproveche la oportunidad para reducir la velocidad.

❑ **Piense por qué está ocupado en la tarea que está realizando.** Pregúntese si es importante. Si no lo es, ¿por qué lo hace?

❏ Permítase aburrirse, no luche contra eso.

❏ O bien piense en su propia forma de ser menos enérgico y escríbala aquí:

....

Si normalmente usted es una persona relajada

Trate de ser más dinámico. Por ejemplo, adopte una de las siguientes opciones (marque una) o bien plantéese una propia:

❏ **Asuma un nuevo rol o actividad.** Puede ser en lo laboral (hágase bombero o socorrista, por ejemplo) o bien puede adoptar un nuevo pasatiempo.

❏ **Utilice un veinte por ciento menos de tiempo para todo lo que tenga que hacer.** Intente comprar, trabajar y caminar un poco más rápido. Pregúntese todo el tiempo: ¿puedo hacerlo más rápido? Escriba esta pregunta en un papel y péguelo en su escritorio, en la televisión, en su monedero o su cartera. ¿Y por qué no se envía a usted mismo una copia del mensaje?

❏ **Haga algo que haya estado postergando por mucho tiempo.** Puede ser pagar una cuenta, visitar a un conocido que está enfermo, tomarse el día para ir de paseo a un castillo o a la playa.

❏ **Tome la iniciativa si normalmente la dejaría en manos de otro.**

❏ **O bien piense en su propia forma de ser más dinámico y escríbala aquí:**

....

Paso 11   Fecha:

Su tarea de hoy es:

Optimice su flexibilidad.

¿La flexibilidad es buena? En términos generales, sí. Ser flexible permite descubrir las oportunidades cuando surgen, lo que a su vez significa poder obtener lo mejor de la vida. También es cierto que las personas flexibles, por lo general, son más delgadas que las menos flexibles, y por esta razón aumentar la flexibilidad de comportamiento es un punto fundamental de la filosofía de *hacer algo diferente*. Sin embargo, ser *demasiado* flexible también puede ser un mal hábito. Algunas veces, ser excesivamente flexible puede ser un obstáculo para obtener lo que se desea. Si se tienen ideas bien definidas sobre lo que se quiere obtener de la vida o sobre lo que se está intentando lograr, es infinitamente más probable que eso suceda. Entonces, cuando se alcanza la flexibilidad, la mejor forma de actuar es teniendo ideas firmes sobre adónde se quiere llegar en la vida, pero conservando flexibilidad en cuanto a la forma de alcanzar los objetivos.

En la práctica, esto significa que si usted tiene tendencia a comportarse constantemente de manera flexible o inflexible estará perdiéndose muchas oportunidades, incluyendo la de bajar de peso. Comportarse constantemente de la misma manera lleva a obtener siempre un mismo resultado (o variantes de lo mismo). En cambio, adaptarse a las circunstancias le permitirá obtener lo que desee, ya sea bajar de peso, conseguir una nueva pareja o lograr una promoción.

¿A qué nos referimos con ser flexible o ser terminante?

- **Ser terminante** significa ser concluyente, seguro y resuelto.
- **Ser flexible** significa estar abierto al cambio, ser entusiasta y capaz de adaptarse.

¿Cómo se evalúa a usted mismo? (Y recuerde que lo que cuenta es cómo se siente *usted* consigo mismo y no lo que piensan los demás.)

Marque un número en la siguiente escala. . .

¿Usted normalmente es *terminante* o *flexible*?

5	4	3	2	1	0	1	2	3	4	5
☐	☐	☐	☐	☐	☐	☐	☐	☐	☐	☐

Terminante   **Ni lo uno**   **Flexible**
                          ni lo otro

Póngalo en práctica

¡Hoy será diferente!

Si normalmente usted es flexible

Intente ser más terminante. Por ejemplo, adopte una de las siguientes opciones (marque una) o bien plantéese una propia:

- ❑ **Adopte una postura y observe los beneficios de mantener una línea firme.** Puede hacerlo defendiendo su punto de vista en el trabajo o en una relación personal.
- ❑ **No se acomode tanto a los puntos de vista o las acciones de los demás.** Tome la palabra si es necesario. (Aunque ¡es mejor hacerlo sólo cuando piense que es lo apropiado!)

❑ **Tome una decisión estratégica y actúe en consecuencia, en lugar de dejarse condicionar por las circunstancias inmediatas en las que se encuentra.** Si sale a comprar ropa nueva, por ejemplo, asígnese un presupuesto y ajústese a él pase lo que pase.

❑ **Concentre más su atención en las cuestiones importantes, y no deje que lo distraigan las nimiedades.** Por ejemplo, en el trabajo es muy fácil verse condicionado por cuestiones burocráticas sin importancia y perder de vista la verdadera tarea. Responder a correos electrónicos y llamadas telefónicas sin importancia puede ocuparle fácilmente toda una jornada laboral y más aún. ¡Recuerde que cuando usted esté muerto, la bandeja de entrada de su correo aún seguirá estando llena!

❑ **O bien piense en su propia forma de ser más terminante y escríbala aquí:**

....

Si normalmente usted es muy terminante

Intente ser más flexible. Por ejemplo, adopte una de las siguientes opciones (marque una) o bien plantéese una propia:

❑ **Pregúntele a otra persona qué piensa del problema del que usted se está ocupando.** *¿Y por qué no va más allá? ¿Por qué no escucha su punto de vista y sus argumentos, los considera con atención y luego decide con imparcialidad cuál es la mejor forma de actuar? Después, lleve la decisión a la práctica.*

❑ **Imagine que tiene que asumir plenamente lo que está a punto de hacer.** Pregúntese cómo lo ven los demás. Puede intentarlo en la caja del supermercado o en una llamada a un centro de atención al cliente. También puede intentarlo en respuesta a un problema que le plantee su pareja. Lo importante es que se ubique mentalmente fuera de usted mismo y que pueda observar su propio comportamiento.

❑ **A la hora en punto,** *cada hora,* **¡deténgase!** La idea es que pueda observarse a sí mismo en lugar de seguir ciegamente con lo que está haciendo. Entonces, pregúntese: ¿podría estar haciendo algo mejor, algo que me acercara a su meta? Luego deberá preguntarse si está haciendo esta tarea de la manera más efectiva posible.

❑ **Hoy al menos, deje que los demás** *tengan razón,* **sea modesto, no critique.** No estamos diciendo que tenga que aceptar alegremente un curso insensato de acción. Pero debe permitir que los demás hagan lo que ellos quieran siempre que sea posible. Si están equivocados, bueno, no será culpa suya. Si tienen razón, usted habrá aprendido algo nuevo. A veces puede ser muy terapéutico no discutir y dejar que los demás tomen decisiones. Deberá intentarlo tanto en su trabajo como en su vida social.

❑ **O bien piense en su propia forma de ser más flexible y escríbala aquí:**

....

Recuerde: lo que cuenta es cómo se siente usted consigo mismo. Si siente que es una persona flexible, es probable que lo sea. Si es así, es importante que cambie su comportamiento para volverse más terminante. Escuche a sus amigos y a su familia, pero finalmente es usted quien debe decidir.

Paso 12   Fecha:

Su tarea de hoy es:

Optimice su espontaneidad.

¿Usted hace las cosas al calor del momento o trabaja sistemáticamente cada pequeño detalle antes de tomar una decisión? Como sucede con todas las facetas de la personalidad humana, las personas difieren mucho en cuanto a su grado de espontaneidad o de sistematicidad. Esto hace que cada uno sea único e interesante. No tiene nada de malo ser espontáneo o ser sistemático.

Sin esas dos formas de pensamiento, la sociedad se desmoronaría y probablemente la civilización no hubiera prevalecido. El problema, como siempre, se plantea cuando alguien se comporta siempre de una u otra manera. El secreto para una vida feliz y productiva reside en poder ser tan espontáneo o tan sistemático como lo requiera la situación.

Pero, primeramente, veamos qué queremos decir cuando hablamos de ser espontáneo o sistemático.

- **Ser espontáneo** significa hacer las cosas sin premeditación.
- **Ser sistemático** significa planificar y pensar cada cosa con antelación y ordenadamente.

¿Cómo se evalúa a usted mismo? (Y recuerde que lo que cuenta es cómo se siente *usted* consigo mismo y no lo que piensan los demás.)

Marque un número en la siguiente escala. . .

¿Usted se comporta normalmente de una manera *espontánea* o *sistemática*?

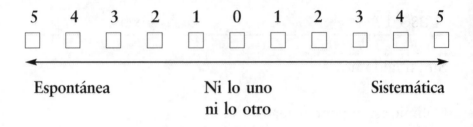

5	4	3	2	1	0	1	2	3	4	5
☐	☐	☐	☐	☐	☐	☐	☐	☐	☐	☐

Espontánea   **Ni lo uno**   **Sistemática**
                                   ni lo otro

Póngalo en práctica

¡En el día de hoy pruebe un rumbo diferente!

Si normalmente usted es espontáneo

Intente adoptar un enfoque más sistemático ante una o dos situaciones que se presenten hoy. Por ejemplo, adopte una de las siguientes opciones (marque una) o bien plantéese una idea propia:

❑ **Planifique ahora algo que va a suceder en el futuro.** No es necesario que sea en un futuro lejano. Si es mañana o la próxima semana estará bien. Haga una lista de todas las cosas que necesita para que eso ocurra. Luego organice las tareas necesarias en un orden lógico. Piense cuidadosamente en todos los pasos que se requieren. Tan pronto como haya hecho esto, comenzará realmente a llevar a la práctica lo planeado.

❑ **Organice un área de su vida que esté demasiado dejada al azar.** Puede ser desde organizar sus CD hasta poner sus cuentas en orden.

❑ **Haga una lista de las cosas que quiere lograr durante la semana próxima, el año próximo y en el transcurso de su vida.** Tome algunas notas sobre cómo va a comenzar para lograr esas metas. Organícelas y guárdelas (¡sí, ésa es la idea!) en un archivador.

❏ **Organice sus horarios del día en períodos de media hora.**
Comience haciendo una lista de *absolutamente* todas las
cosas que planea hacer durante el día. Luego calcule cuánto tiempo le llevará cada cosa. El paso final consiste en
poner los ítems en un orden lógico, de modo que pueda
hacer todo de una manera tan eficiente como le sea posible. Esto hará que el día se desenvuelva sin sobresaltos y
que le quede un montón de tiempo libre en sus manos.

❏ **O bien piense en su propia forma de ser más sistemático y escríbala aquí:**

....

Si normalmente usted es sistemático

Intente ser más espontáneo. Por ejemplo, adopte una de las siguientes opciones (marque una) o bien plantéese una iniciativa propia:

❏ **Haga algo al calor del momento.** Hojee una guía de *actualidad y espectáculos* y elija algo que le guste hacer. Puede probar a hacer una lista de seis cosas que le gustaría
hacer, asignarle un número a cada una y lanzar un dado
para ver cuál hacer. O bien ¿por qué no clava una chin-
cheta en un mapa de su área local y luego va a ese lugar?

❏ **Deje de lado sus planes y haga simplemente lo que le
parezca.** Cierre los ojos e imagine qué le gustaría hacer.
Vaya y hágalo sin pensar. ¡Simplemente salga por la puerta ahora mismo!

❏ **Pruebe algo tonto o frívolo, ¡diviértase!** ¿Por qué no va
por la calle cantando bajo la lluvia? ¿O por qué no va a
un parque de diversiones, le dice a un desconocido que
le gusta lo que lleva puesto o se pone a practicar un deporte de aventura? No son órdenes, usted tiene que elegir.

❏ Dígales al menos a dos personas cuánto le gustan (¡y cuánto le gusta el método de la no dieta!).

❏ Deje que el día se vaya desarrollando sin organizarlo, observe qué sucede.

❏ O bien piense en su propia forma de ser más espontáneo y escríbala aquí:

....

Paso 13   Fecha:

Su tarea de hoy es:

Ajuste su temperamento.

¿Usted es tímido como una mariposa huidiza o impetuoso como un tigre? Es probable que desde su infancia esté predeterminado a ser extravertido o introvertido en determinada medida. Por lo tanto, seguramente esta característica debe de estar muy arraigada en usted por el hábito. Lo bueno de esto es que cuanto mayor sea la parte de su personalidad que está regida por los hábitos, más hábitos habrá para romper. Y cuantos más hábitos pueda romper, más rápido va a bajar de peso. Un francotirador podría pensarlo como un entorno lleno de blancos.

Pero antes de que le digamos cómo hacerlo, quisiéramos estar seguros de que estamos hablando de lo mismo. ¿Qué queremos decir exactamente cuando hablamos de ser introvertido o extravertido?

- **Ser introvertido** es ser tímido, retraído y cerrado.
- **Ser extravertido** es ser abierto, impetuoso y sociable.

Evidentemente, como ya se habrá imaginado, no es bueno comportarse siempre de una u otra manera. Podemos imaginarnos su pregunta: «Pero ¿cómo diablos quieren que cambie algo tan fundamental como ser introvertido?». ¡Es fácil! El secreto consiste en que se imagine a usted mismo como un actor. Aunque le parezca sorprendente, muchos actores famosos son increíblemente tímidos e introvertidos. Superan su timidez tomándose una licencia, un permiso, para comportarse de manera diferente. Van más allá de sí mismos, asumiendo un papel que fue concebido por otra persona. Pruébelo y verá qué efectivo resulta.

Entonces, en el día de hoy usted deberá concederse un permiso para comportarse de manera diferente. El objetivo es que actúe de forma opuesta a como lo haría normalmente. Puede ser divertido y pronto va a poder apreciar los beneficios de romper con ese hábito. Cuando haya logrado romper este hábito, es decir, al finalizar el día de hoy, habrá dado un gran paso hacia adelante.

¿Cómo se evalúa a sí mismo? (Y recuerde que lo que cuenta es cómo se siente *usted* consigo mismo y no lo que piensan los demás.)

Marque un número en la siguiente escala. . .

¿Normalmente usted es *extravertido* o *introvertido*?

5	4	3	2	1	0	1	2	3	4	5
☐	☐	☐	☐	☐	☐	☐	☐	☐	☐	☐

⟵——————————————————————⟶

Extravertido   **Ni lo uno**   **Introvertido**
                          ni lo otro

Póngalo en práctica

¡En el día de hoy intente ser una persona diferente!

Si usted piensa que es introvertido

Intente ser un poco más extravertido. Por ejemplo, adopte una de las opciones que siguen (marque una) o bien plantéese una iniciativa propia:

❏ **Intervenga en una conversación en la que normalmente no hubiera emitido opinión.** Si expresar su opinión le parece un paso demasiado grande, entonces, simplemente, diga si está de acuerdo con otra persona.

❏ **Dé el primer paso en una amistad.** Por ejemplo, llame por teléfono a un amigo simplemente para conversar o invite a alguien a beber un café. Iniciativas simples como éstas pueden ser el puntapié inicial de una amistad o una relación.

❏ **Salga de su caparazón.** Por ejemplo, intente hablar con alguien totalmente desconocido o a alguien que haya conocido en algún evento. Debería practicar formas de entablar contacto para cuando conozca gente nueva. Una buena forma de comenzar una conversación es preguntar algo, eso ayuda a romper un poco el hielo. Otra forma es hacer preguntas a los demás sobre ellos mismos. Especialmente si tiene miedo de no resultar lo bastante *interesante*.

❏ **Sonría un poco más.** Una sonrisa siempre es una buena forma de romper el hielo y sólo requiere la mitad de los músculos que un gesto de enojo. La sonrisa indica instantáneamente que se trata de una persona extravertida, amable y accesible. Y hace que, automáticamente, usted y los demás se sientan mejor. ¡Y es gratis! Podría combinar esto con un lenguaje corporal más abierto. Por ejemplo, descruzar los brazos y utilizar gestos más expansivos. Inténtelo y asegúrese de no tener los puños apretados ni mirar al suelo cuando hable. Verá que probablemente los demás le sigan dando conversación. Antes de que se dé cuenta, estará conversando de cualquier tema.

❏ **Apréndase un chiste realmente bueno y dígalo cuando sea el momento indicado.**

❑ **O bien piense en su propia forma de ser más extravertido y escríbala aquí:**

....

Si usted piensa que es extravertido

Intente ser un poco más introvertido. Por ejemplo, adopte una de las opciones que siguen (marque una) o bien plantéese una iniciativa propia:

❑ **Escuche más y hable menos.** La persona extravertida tiende a dominar las conversaciones. Entonces, si se queda en silencio por un momento, instantáneamente, va a permitir que los demás se abran a usted. Cada vez que sienta la necesidad de hablar, retenga su lengua el tiempo que duran unas respiraciones mientras reflexiona sobre lo que está a punto de decir. Puede hablar pero no deberá mantener el control de la conversación. Y deberá intentar hablar en un volumen bajo.

❑ **Pase algún tiempo solo.** Disfrute de su propia compañía en lugar de encontrarse con alguien o llamar por teléfono a un amigo para charlar. Puede ser una experiencia que le haga pensar. Puede ser una gran oportunidad para ponerse al día con todas las otras cosas que debe haber tenido que hacer en los últimos días y las últimas semanas.

❑ **Diga *no* a una invitación social.** Quédese en su casa o salga a caminar. Sólo por un día permanezca fuera de escena. Puede descubrir que pasar algún tiempo con usted mismo es una experiencia placentera.

❑ **Confúndase un poco más con el fondo.** Muérdase la lengua y no haga comentarios sobre nada hasta que haya pensado cuidadosamente lo que va a decir. ¿Por qué no intenta, además, vestirse de forma menos llamativa? La idea es confundirse con el color de fondo, sólo por un día.

❏ **No interrumpa a los demás ni termine las frases de los otros.** Es algo verdaderamente difícil para un extravertido.

❏ **O bien piense en su propia forma de ser más introvertido y escríbala aquí:**

....

Recuerde que lo que cuenta es cómo se siente usted consigo mismo. Si usted siente que es una persona introvertida, es probable que lo sea. Si es así, es importante que cambie su comportamiento para volverse *más extravertido. Escuche a sus amigos y a su familia, pero finalmente* es usted quien debe decidir.

Paso 14   Fecha:

Su tarea de hoy es:

Intente ser más (o menos) convencional.

Ser convencional y, en términos generales, *integrado* es cómodo. Significa no tener que pensar demasiado en la ropa, el peinado o el maquillaje. Sus puntos de vista y sus gustos estarán atendidos por las compañías y las marcas del enorme *mercado masivo*. En efecto, toda la sociedad da vueltas alrededor de sus necesidades y deseos. Esto hace que su vida sea más fácil, pero también opera como una trampa... ¡una trampa bien gorda!

En este aspecto de nuestra personalidad, el contexto lo es todo. Algunas personas se mueven en círculos en los que son comunes los *piercings* en la lengua y los tatuajes en la cara. Pero, en cambio, un funcionario de mediana edad medio calvo resultaría claramente no convencional en una fiesta de fanáticos del *Botox*. Teniendo esto en cuenta, su próxima tarea resultará infinitamente más fácil. Hoy, usted deberá cambiar roles según corresponda siendo convencional o no convencional. Pero antes ¿qué queremos decir cuando utilizamos estas palabras?

- **Ser convencional** significa ser tradicional, formal, comportarse de acuerdo con las costumbres normales y en términos generales *apropiadas*.
- **Ser no convencional** significa ser diferente, querer destacarse de la multitud.

¿Cómo se evalúa a usted mismo? (¿Y recuerde que lo que cuenta es cómo se siente *usted* consigo mismo y no lo que piensan los demás.)

siguiente escala. . .

almente de una manera *conven-*

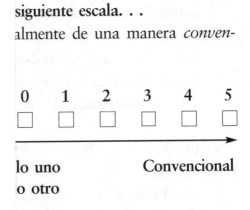

0   1   2   3   4   5

☐   ☐   ☐   ☐   ☐   ☐

lo uno   Convencional
o otro

Póngalo en práctica

Durante el día de hoy, surgirán situaciones en las que usted normalmente reaccionaría de una manera convencional o no convencional. Intente anticiparse a algunas de ellas. Piense cuándo puede suceder y cómo respondería normalmente. Luego intente (si es oportuno) hacer lo opuesto.

Si usted es una persona no convencional

Si de forma natural, se resiste a seguir a la multitud, ¿por qué no cambiar de rol por hoy? Después de todo, son sólo las dos caras de una misma moneda, aunque surgen de esquemas mentales igualmente rígidos. De modo que, aunque sea por un período breve, ¿por qué no prueba una de las siguientes opciones? (marque una o bien plantéese una idea propia):

❑ **Elija lo más convencional en lugar de esforzarse por ser diferente.** Puede resultarle difícil saber qué es convencional, entonces simplemente intente hacer aquello que lo haga sentir más incómodo. Si su espíritu se rebela, es probable que esté haciendo lo correcto. Por ejemplo, podría intentar ponerse ropa diferente (más convencional) o escuchar más música de la que escucha la mayoría de la gente. Y mientras lo hace, ¿por qué no se peina de una manera más *normal*?

❑ **Considere la alternativa más tradicional e intente incorporarla.** Trate de hacer exactamente lo que hacen todos los demás a su alrededor. Imagine que está viendo un programa de historia natural, estudie el comportamiento de los demás y cópielo.

❑ **Confórmese con asumir la opción más fácil de aceptar.** Puede ser en cualquier cosa, en política, en una discusión en la oficina, o en una pelea familiar. Siga la corriente.

❑ **Manifieste su acuerdo con alguien, aunque usted no comparta su punto de vista.** Mucha gente lo hace porque es más fácil, aunque para usted probablemente sea lo más difícil del mundo. Igualmente, hágalo.

❑ **O bien piense en su propia forma de ser más convencional y escríbala aquí:**

....

Si por lo general usted es una persona convencional

Trate de ser menos convencional. Por ejemplo, adopte una de las siguientes opciones (marque una) o bien plantéese una idea propia:

❑ **Observe las situaciones desde un ángulo completamente diferente.** ¿Cómo vería un marciano su postura? El primer paso es comenzar a reaccionar como lo haría normalmente, luego detenerse y en lugar de eso hacer lo opuesto (sólo si es apropiado).

❑ **Vístase con algo menos conformista y que responda menos a la tendencia general.** Vaya de compras a un lugar diferente y pruébese toda la ropa que normalmente dejaría de lado. Aunque no lo compre, cuando se mire al espejo y vea una versión diferente de usted mismo, se dará cuenta de hasta qué punto se ha quedado atrapado en una imagen. Y quién sabe, puede darle algunas ideas para renovar su estilo.

❑ **Tome algo de su vida que sea muy común y *cámbielo*.** Por ejemplo, podría centrarse en la ropa, la comida o en cómo pasa su tiempo libre. ¿Por qué no elige comida al azar? ¿Por qué no se consigue una guía para el tiempo libre de su zona y se fija en las secciones que normalmente pasaría por alto? ¿Por qué no se pone calcetines desparejados? ¿Quién dijo que tienen que ser siempre del mismo par?

❑ **Trate de elegir cosas menos convencionales.** Cada vez que tenga que tomar una decisión, ¿por qué no se pregunta qué le parece *bello y cómodo*, y luego lo cambia? No importa qué sea. La idea para el día de hoy es ser diferente. Vaya a la peluquería y, en lugar de hacerse lo habitual, deje que el estilista haga lo que le parezca mejor para usted. Recuerde, un cambio es tan bueno como un descanso.

❑ **O bien piense en su propia forma de ser menos convencional y escríbala aquí:**

....

¿Y? ¿Cómo se siente?

Esperamos que haya disfrutado de las dos semanas que han pasado. También esperamos que haya quedado un poco menos de usted. Alrededor de uno o dos kilos menos, para ser más exactos. Nuestra investigación ha determinado que quienes comienzan el método de la no dieta tienden a bajar un uno por cien de su peso corporal *por semana*. De modo que si usted pesa 68 kilos, se puede esperar que adelgace alrededor de 680 gramos por semana. Y esto continuará hasta que llegue a su peso ideal saludable. Ésta es la proporción recomendada por los médicos del mundo entero para bajar de peso. Imagínese dentro de diez semanas. Estará llevando una cantidad significativamente menor de peso. Además de sentirse más delgado, se sentirá más feliz. Dado que el método de la no dieta logra que la persona baje de peso sin desesperarse por la comida, sin ansiedad ni culpa, pensamos que nuestro programa es el camino ideal para adelgazar.

Por favor, olvídese de las dietas intensivas, ya que no hacen más que ocasionarle un daño enorme a su organismo y sólo le garantizan que va a volver al punto de partida. El método de la no dieta es la vía saludable para adelgazar. Y la pérdida de peso continuará hasta que alcance su peso saludable ideal.

«Bajé un kilo al final de la primera semana y, además, obtuve muchos beneficios inesperados del programa. Como nunca veo la televisión, tuve que apagar la radio por un día. Normalmente la escucho mientras conduzco hacia el trabajo. En cambio, me tomé el tiempo necesario para planificar mi día mientras esperaba en los atascos. Noté que me permite llegar mucho menos estresada y muchísimo más preparada para el día que tengo por delante.»

JEMMA, 32

También puede ser que haya notado muchos otros beneficios inesperados. O puede ser que sus relaciones personales hayan mejorado. La ansiedad y la depresión habrán disminuido. Es probable que haya comenzado a pensar en ordenar su vida y centrar su atención en lo que es importante para usted. Mientras se ocupa de todo lo importante, también puede haber notado que su dieta está mejorando por su propia cuenta. Esto sucede porque, muy en el fondo de su alma, sabe qué es bueno para usted. Tan pronto como sus hábitos poco saludables comiencen a romperse, de sus cenizas surgirán la fuerza interior y la sabiduría. Y esto es lo que lo guiará durante las próximas semanas.

Los malos viejos tiempos

Compare estas ventajas con cómo se sentiría en una dieta convencional. Al final de la segunda semana, seguramente se sentiría cansado, deprimido y desgastado. Habría perdido una enorme cantidad de tiempo contando calorías o evitando los hidratos de carbono, y atormentándose sobre qué es lo mejor, el índice glucémico (GI) o la carga glucémica (GL). Como consecuencia, se sentiría asaltado por la inseguridad, desesperado por la comida y la culpa. Finalmente, cada momento consciente estaría lleno de pensamientos sobre la comida. Cada día sería una batalla de voluntades en la que estaría predestinado a perder.

Con suerte, ya hubiera bajado 2,75 kilos en una dieta de alimentos convencional. Pero sería sólo una ilusión, porque la mayor parte del peso perdido sería agua. Con el correr de los días, la proporción de peso que perdería iría en descenso: de 1,5 a 1,75 kilos en la primera semana pasaría a bajar de uno a 1,5 kilos en la segunda. Un mes después, si hubiera aguantado hasta entonces, bajaría de peso alrededor de 0,5 a un kilo por semana. Y la peor parte aún estaría por llegar. Cuando la falta de energía comenzara a agujerear su alma, usted comenzaría a caer. El primer signo podría ser deslizar una galleta extra en la dieta o, tal vez, un poco de azúcar incorporada a su té o café. Si tuviera una actitud particularmente *relajada*, puede que usara condimentos para ensalada ricos en grasas, en lugar de la variante baja en calorías. Este *desliz* lo haría sentir culpable. Una vez más, habría entrado en un círculo vicioso de frustraciones. Y ante cada nueva falta, su fuerza de voluntad iría corroyéndose un poco más, haciendo muchísimo más fácil que cayera en la siguiente transgresión.

Pero el impacto psicológico sería sólo una parte del problema. Como su organismo estaría luchando para arreglárselas con pocas calorías, comenzaría a sentir la falta de nutrientes esenciales. Esto podría hacerle sentir un hambre insaciable ¡a la que sólo un santo podría resistirse! También podría comenzar a sentir que la cabeza le da vueltas y a estar somnoliento. A largo plazo, la falta de calorías, proteínas, grasas esenciales y nutrientes básicos podría comenzar a perjudicar a los órganos vitales de su cuerpo. Y en su interior, profundamente y a largo plazo, el daño podría incluso terminar con su vida. Someterse a dietas de forma reiterada reduce el nivel natural de *killer cells*, las células que destruyen el cáncer.

¿No se alegra de haber elegido el método de la no dieta en lugar de la última *dieta milagrosa*?

«*La proporción en que se baja de peso que anunciamos parece escasa pero, en realidad, es bastante razonable, y es mucho más factible que se mantenga que el peso que se baja en algunas soluciones rápidas a corto plazo.*»

SUE BAIC, de la British Dietetic Association

PUNTOS CLAVE

- Los hábitos determinan no sólo la manera en que usted hace las cosas, sino también la manera en que se comporta. La fase dos inició el proceso de ruptura de los hábitos de comportamiento en siete áreas clave de la personalidad.

- Usted debe haber bajado alrededor de un kilo de peso durante la fase dos. Si no bajó, no se preocupe. A algunas personas, romper la red de hábitos les lleva un poco más de tiempo.

- el método de la no dieta alienta a bajar de peso de una manera saludable, sostenida, y además permanente. Bajar de 0,5 a un kilo por semana es lo ideal. Y si usted cambia su red de hábitos para bien, que es lo que hará, los cambios serán permanentes.

- Es posible que también haya percibido muchos efectos colaterales placenteros del método de la no dieta. Es probable que se sienta más feliz, menos ansioso y más satisfecho con la vida.

- Comparada con las dietas de alimentos, el método de la no dieta es más saludable tanto para su mente como para su cuerpo. No hay ciclos negativos de fracaso. No existe una *falsa expectativa*, sólo un crecimiento personal positivo y una pérdida de peso sostenido. ¡Fuera el Dr. Atkins!

Fase tres: cambie sus hábitos y haga las cosas de manera diferente

Si usted siempre lo hizo de esta manera, es probable que esté equivocado.

CHARLES KETTERING, inventor norteamericano

La fase tres del método de la no dieta es el momento en que realmente se empieza a avanzar a saltos. No se preocupe si siente que de pronto el programa se hace mucho más pesado, porque no es así. En todo caso, usted ya probó que puede realizar los cambios necesarios que le permitirán bajar de peso. En la fase tres comenzará a sacar provecho de esos cambios. Nuestra investigación muestra que es en la fases tres y cuatro cuando se hacen los mayores progresos y cuando más se baja de peso. Y el peso que se pierde es saludable y también sostenido.

Esperamos que después de aproximadamente dos semanas del método de la no dieta se sienta energizado y lleno de vida. Es probable que se sienta relajado y feliz, y estará convencido de que la vida está llena de oportunidades y propuestas. En nuestros estudios, prácticamente todos los que la han seguido hasta aquí se sienten complacidos con la vida y están decididos a continuar progresando. Han bajado de peso satisfactoriamente, pero lo mejor aún está por venir.

La fase tres se apoya en los cimientos que sentaron las fases uno y dos. Esta semana, usted mirará un poco más hacia el interior de su mente para aprender cómo piensa y se comporta en relación con los demás y con su vida diaria. Va a ajustar el método de la no dieta a su medida. Esperamos que no piense que esto es pedirle demasiado. Lo más difícil que le pediremos es que haga reír a un niño o que escuche con más atención la conversación de otra persona. Pero luego nos ocuparemos de esto.

«Cuando era pequeña, mi mamá y mi papá no tenían coche, así que íbamos caminando a todas partes, pero es una de esas cosas que se hacen por el hábito de hacerlo. En uno de mis días de "Hacer algo diferente" me obligué a mí misma a hacer una caminata. No había ido caminando a ningún lado desde hacía 20 años, así que pensé que hacer una caminata de 30 minutos realmente sería hacer algo diferente.

»La caminata me sorprendió. La hice después del trabajo y me di cuenta de que me relajó por completo. Los primeros cinco minutos fueron un infierno. Realmente no tenía ganas de hacerlo. Iba resoplando y jadeando como un pony. Pero cuando llegué al parque me di cuenta de qué hermoso era. El lago estaba lleno de patos. Las flores de la primavera empezaban a abrirse. Los pájaros cantaban. Me sorprendí de cómo me relajó y me calmó estar tan cerca de la naturaleza.

»Cuando llegué a mi casa me sentí bastante bien conmigo misma. Ahora, salgo a caminar tres o cuatro veces por semana. Camino a los comercios locales en lugar de subirme al coche. Algunas veces llevo a pasear al perro de mi vecino, un señor mayor que en este momento tiene problemas de salud y que me agradece mucho la ayuda. Ahora, cuando la vida se me hace difícil, salgo a pasear sin rumbo hasta que me relajo. Sólo lamento no haber descubierto el placer de las caminatas hace años.

»¿Mi consejo a los que siguen la "no dieta"? Hagan algo que normalmente nunca hubieran pensado hacer, puede ser algo que sus padres los forzaran a hacer cuando eran niños, por ejemplo, ¡y háganlo! Puede que lo disfruten, pero si no lo disfrutan, al menos habrán abierto su mente y bajado un poco de peso.»

Emma, 38

Ya habrá notado cuántos hábitos tiene. Probablemente no fuera consciente de muchos de ellos. Su tarea en la fase tres consiste en identificar algunos más. Deberá ir cortando uno de esos hábitos cada día, haciendo algo diferente. Vamos a dirigir la atención a los hábitos que determinan cómo hace las cosas y cómo se comporta. A pesar de que ya debe haber roto muchos de esos hábitos en las fases uno y dos, aún necesitamos trabajar esas áreas un poco más.

HAGA ALGO DIFERENTE: EL BAÑO

Cuando toma un baño, ¿es simplemente otra rutina en su vida? ¿Cayó en el hábito de tratar de hacer todo rápido, incluyendo el aseo personal?

¿Normalmente, qué usa en su baño? Si usted, como la mayor parte de la gente, compra un botellón cualquiera de líquido de color en el supermercado, ¿por qué no hace algo diferente la próxima vez? ¿Sabía que puede usar sales de baño, espuma de baño, un baño de burbujas, bombas de baño, aceite de baño, velas para baño o velas flotantes, esencias de baño aromatizadas, bolsitas rellenas de perfume y hierbas, baños de crema y lociones de baño antiestrés?

Nuestra amiga y agente Sheila Crowley es una mujer extraordinariamente exitosa y ocupada, pero no deja de encontrar un momento para mimarse. Nos habló del *Float Away*, una maravillosa esencia de baño que produce la sensación de estar verdaderamente flotando en el agua mientras inunda los sentidos de fragancias embriagadoras.

¿Por qué no dedica una hora a su próximo baño, pone un poco de música, enciende unas velas y elige cuidadosamente la fragancia, las burbujas o la espuma que va a usar? Mientras lo hace, ¿por qué no esparce pétalos de flores naturales en la superficie? ¿O bien agrega cubos de hielo para lograr sensaciones placenteras en una noche calurosa de verano? Va a experimentar un estallido de conciencia en su mente por el simple hecho de romper un hábito cotidiano bastante común.

Preparación para la fase tres

En la preparación para la Fase Tres, tendrá que pensar en algunos de los hábitos que tiene en relación con la gente que lo rodea y la forma en que usted vive su vida. Para ayudarlo, hemos preparado dos breves «cuestionarios sobre la vida». Le llevará sólo unos minutos cada uno. La idea es descubrir la cantidad de hábitos que tiene en áreas específicas. Con estos cuestionarios obtendrá una puntuación, que luego será útil para ajustar el método de la no dieta a su medida. Encontrará su puntuación en una sencilla tabla que le indicará la cantidad de días de la próxima semana que tendrá que dedicar a interactuar con los demás o a probar cosas nuevas. Ya lo veremos con mayor detalle más adelante. Tendrá que tratar de cumplir todas las tareas en siete días. Esto llevaría al máximo los beneficios. Si no lo logra, deberá retomarlo donde lo dejó tan pronto como pueda. Pero cuanto más tiempo lo deje, más lento será su progreso. Bajo ninguna circunstancia piense que falló. ¡Recuerde que no se falla en el método de la no dieta! Simplemente, no habrá logrado el progreso óptimo.

Además de estas tareas diarias, tendrá que hacer dos tareas extra en los siete días. Deberá elegirlas de una lista de 26 que le daremos más adelante. Y eso es todo. Si tiene experiencia en recuento de calorías o hidratos de carbono, la fase tres le resultará un juego de niños.

Prepárese a hacer algo diferente

Ahora quisiéramos que pensara en algunos de los hábitos que tiene en relación con la gente y con su manera de hacer las cosas en la vida cotidiana.

Los hábitos relacionados con las personas

Marque el casillero cada vez que responda «sí» a una pregunta.

1. ¿Tiende a reaccionar con toda la gente de la misma manera? ❑
2. ¿Es poco frecuente que inicie una conversación? ❑
3. ¿Ve siempre a las mismas personas? ❑
4. ¿Evita a la gente que no es como usted? ❑
5. ¿Juzga rápidamente a la gente? ❑
6. En una fiesta, ¿espera que los demás digan algo? ❑
7. ¿Le guarda rencor a los demás? ❑
8. ¿Es rápido para percibir los defectos de otros? ❑
9. ¿Le resulta difícil decir cumplidos o elogiar a los demás? ❑
10. ¿Piensa que nunca podría hacer amistad con personas que sean diferentes de usted, ya sea social o políticamente, o que tengan puntos de vista distintos de los suyos? ❑
11. ¿Piensa que no es necesario ser educado con los demás? ❑
12. Cuando las cosas van mal, ¿normalmente es por culpa de los demás? ❑
13. ¿Piensa que los demás deben ponerse en contacto con usted cuando corresponde? ❑
14. ¿Hay gente con la cual no puede entenderse? ❑
15. ¿Evita abordar problemas con los demás? ❑
16. ¿Piensa que hay gente con la que no vale la pena hablar? ❑
17. ¿Alguna gente simplemente tiene suerte de estar donde está? ❑
18. ¿Hace cosas por lo demás sólo si ellos han hecho algo por usted (por ejemplo, enviar saludos de cumpleaños o de Navidad)? ❑
19. ¿Hay personas en su vida con las que haya roto su relación? ❑
20. ¿Ignora a la gente que no es importante para usted? ❑
21. ¿Tiene pocos amigos? ❑

22. ¿Sabe guardar secretos o confidencias? ❏

23. ¿Siente celos de la buena suerte de sus amigos? ❏

24. ¿Disfruta la oportunidad de chismorrear sobre los demás? ❏

25. ¿A veces es brusco con los demás? ❏

HAGA ALGO DIFERENTE: EL TÉ

Cada pequeña cosa está determinada por el hábito. Pensemos en algo sencillo como una taza de té. Una rápida revisión del supermercado revela que un típico local de supermercado ofrece más de 180 tipos y marcas de té diferentes. Hay té en bolsitas, té en hojas, sobrecitos de té energizante, té para purificar la piel y una amplia gama de sabores, desde manzanilla y menta fuerte hasta té negro de China. ¿Sabía que incluso hay té ayurvédico antiestrés, té de menta digestivo y té para agua dura?

Y sin embargo posiblemente la mayoría de la gente sigue comprando las mismas viejas bolsitas de té común todas las semanas. Podrán decir que es porque les gusta más ese té. ¿Cómo lo saben? Hasta en una cuestión tan simple de nuestras vidas como ésta, es otro ejemplo de hasta qué punto estamos dominados por los hábitos. ¿Por qué no cambia su té habitual y prueba algo diferente?los huesos recuperen su fuerza. Piensa que su experiencia debería servir como advertencia a quienes hacen dieta.

¿Cómo lo hizo?

Aquí debe ser totalmente honesto. ¿A cuántas de las preguntas anteriores respondió «sí»? Fíjese en su puntuación (baja, media, alta).

Puntuación inferior a 5   *baja*

Usted no parece tener muchos hábitos negativos en relación con las demás personas. Puede ser así, o también puede ser que no se dé cuenta de los hábitos que en realidad tiene. Como usted sabe, el primer paso para romper los hábitos es darse cuenta de que los tiene. Siempre y cuando haya respondido con la verdad, está haciendo las cosas bien en lo que se refiere a sus hábitos respecto a los demás.

Puntuación entre 5 y 10   *media*

Como la mayor parte de la gente, usted tiene una serie de hábitos relativos a cómo ve a los demás y cómo se comporta en relación con ellos. Junto con los demás hábitos, constituyen un obstáculo para que logre lo que desea. De modo que debe cambiarlos para adelgazar. Cuanto más pueda cambiar esos hábitos, más cerca estará de lograr su meta.

Puntuación superior a 10   *alta*

Ha podido reconocer que tiene demasiados hábitos de pensamiento relativos a los que lo rodean. Es una base sólida para partir de allí y avanzar porque ya conoce las áreas de su vida que requieren cambios. Ahora, siempre que sea posible, deberá centrar su atención en los hábitos que quedaron expuestos gracias a las preguntas que respondió.

Los hábitos relacionados con el hacer

Ahora vamos a determinar cuántos hábitos tiene usted en relación con el «hacer». Se sorprenderá. Pero primero tendrá que completar el pequeño cuestionario que encontrará a continuación. Marque el casillero cada vez que responda «sí» a una pregunta. Una vez que lo haya completado, prácticamente habrá terminado su preparación para la fase tres.

1. ¿Le sucede con frecuencia decir que va a hacer algo y no encontrar el momento para hacerlo? ☐

2. ¿Tiende a reaccionar ante las situaciones como lo ha hecho en el pasado? ❑

3. Cuando debe elegir, ¿prefiere no hacer nada antes que tomar una decisión? ❑

4. ¿Tiene por hacer cosas atrasadas, que ya debería haber hecho? ❑

5. ¿Piensa que ser diferente es algo que otras personas pueden hacer, pero usted no? ❑

6. ¿Piensa que no tiene tiempo para hacer las cosas que le gustaría hacer? ❑

7. ¿Piensa que es demasiado tarde para llevar el tipo de vida que le gustaría? ❑

8. ¿Le preocupa lo que puedan pensar los demás si comienza a hacer las cosas de una manera diferente o si se comporta de modo diferente? ❑

9. ¿Piensa que no es fácil incorporar a su rutina diaria las cosas que realmente desea hacer? ❑

10. ¿A veces dice una cosa y hace otra? ❑

11. ¿Le preocupa la idea de hacer lo que considera correcto? ❑

12. ¿Piensa que es imposible divertirse con las actividades comunes de cada día, como arreglar el jardín o las tareas de la casa? ❑

13. ¿Le molestan las reacciones de los demás? ❑

14. ¿Tiende a hacer las cosas de la misma manera? ❑

15. ¿Es el tipo de persona que se queda atrás y prefiere que no lo noten? ❑

16. ¿Fuma o bebe demasiado alcohol? ❑

17. ¿Trata de que los demás hagan cosas por usted? ❑

18. ¿Piensa que nació así y que es difícil que pueda hacer las cosas de otra manera? ❑

19. ¿Piensa que tiene una personalidad fuerte? ❑

20. ¿Tiene formas naturales de hacer las cosas? ❑

21. ¿Muchas veces se le va el día? ❑
22. ¿Piensa que es difícil cambiar? ❑
23. ¿Va con frecuencia de vacaciones al mismo lugar? ❑
24. ¿Tiene noches preestablecidas para hacer cosas? ❑
25. ¿Se relaciona siempre con los mismos círculos de gente? ❑

¿Cómo lo hizo?

¿A cuántas de las preguntas anteriores respondió «sí»? Fíjese en su puntuación (baja, media, alta).

Puntuación inferior a 5   *baja*
Usted no parece tener muchos hábitos negativos en su forma de pensar en relación con el hacer. Esto significa que no debería ser difícil aumentar la variedad de actividades que estará feliz de asumir. ¡Son buenas noticias! Puede empezar examinando las preguntas a las que respondió «sí», que serían los hábitos que necesita romper primero.

Puntuación entre 5 y 10   *media*
Tiene una cantidad moderada de hábitos en su forma de pensar que limitan su flexibilidad en cuanto a cómo «hace» las cosas. Es importante romper esos hábitos. Y eso es lo que hará durante la próxima semana. Está en el camino correcto para lograr sus objetivos.

Puntuación superior a 10   *alta*
Reconoce que tiene muchos hábitos en su forma de pensar en relación con el hacer. Es una base sólida para partir de allí y avanzar, porque ya conoce las áreas que necesita mejorar. ¡Arriba y adelante!

¿Qué hará ahora?

Observe las puntuaciones (baja/media/alta) que obtuvo en los cuestionarios anteriores sobre las demás personas y sobre el hacer, luego fíjese en dónde se encuentran en la tabla que presentamos a continuación. Esto le indicará qué debe hacer durante la fase tres.

Por ejemplo, si obtuvo una puntuación alta en las preguntas sobre las personas y una puntuación baja en las preguntas sobre el hacer, deberá hacer un día de Hacer y seis días de Personas durante la fase tres. En cambio, si obtuvo una puntuación baja en las preguntas sobre las personas y *bajo* en las preguntas sobre el hacer, deberá hacer tres días de Hacer y cuatro días de Personas.

No importa qué días lo haga, con tal de que haga el número correcto de cada tipo de tareas durante los próximos siete días. Recuerde que si pierde un día, debe retomarlo donde lo dejó tan pronto como le sea posible. Si interrumpe o no completa la fase tres disminuirán sus posibilidades de éxito y disminuirá el peso que pueda bajar.

TABLA DE HACER Y PERSONAS			
	Puntuación baja en Hacer	Puntuación media en Hacer	Puntuación alta en Hacer
Puntuación baja en Personas	3 días de Hacer y 4 días de Personas	5 días de Hacer y 2 días de Personas	6 días de Hacer y 1 día de Personas
Puntuación media en Personas	2 días de Hacer y 5 días de Personas	3 días de Hacer y 4 días de Personas	5 días de Hacer y 2 días de Personas
Puntuación alta en Personas	1 día de Hacer y 6 días de Personas	2 días de Hacer y 5 días de Personas	3 días de Hacer y 4 días de Personas

Los días de Personas

En estos días deberá probar diferentes formas de interactuar con los demás. El objetivo de estos días *no es* cambiar su carácter ni hacerle un «lavado de cerebro», es sencillamente liberarlo por un momento del cepo de la rutina que usted mismo descubrió. Verá que si se comporta de manera levemente diferente con la gente con la que interactúa normalmente, en una forma positiva, no negativa, como contrapartida esa gente se volverá más interesante para usted. Podrá ver un aspecto nuevo y más intrigante de su carácter. También lo verán con otros ojos, de manera más positiva. Esto generará un círculo virtual que mejorará notablemente su vida y sus relaciones personales. Recuerde que el principio orientador del método de la no dieta es *hacer algo diferente*, para que también obtenga algo diferente como devolución. Al romper los hábitos relacionados con la forma en que interactúa con los demás, estará dando un paso más para lograr su objetivo, es decir, bajar de peso. Vea sus días de Personas como días de «cambiar es tan bueno como descansar».

Ahora elija de una a seis de las tareas que proponemos a continuación, dependiendo de la tabla de la página 156. Marque las que piensa que quiere hacer (no se preocupe, podrá cambiar más tarde).

❑ **Escuchar.** Tómese el tiempo para escuchar lo que le dicen los demás en lugar de adivinar lo que quieren decir antes de que terminen. Deberá probar concentrándose al cien por ciento en lo que estén diciendo. No intervenga, no interrumpa ni termine las oraciones de los demás. Y no trate de ofrecerles soluciones para sus problemas. Le será muchísimo más provechoso concentrase en lo que la persona está *realmente* diciendo, en lugar de concentrarse en lo que usted quiere decir en respuesta. Como recompensa tendrá una mayor comprensión y empatía con el punto de vista de los demás. ¿Por qué no va más allá? Cuando la otra persona haya terminado, en lugar de hablar usted, pídale que le diga más, o que le aclare o amplíe.

❑ **Pedir.** No se prive de pedir lo que quiere. Si quiere saber algo, pregunte. No finja que ya sabe. Nunca suponga que cuenta con toda la información que necesita. Si tiene la más pequeña duda, busque una aclaración. Y mientras lo hace, ¿por qué no hace a sus amigos o colegas algunas preguntas personales para poder entenderlos un poco mejor? Pregúntele a alguien que esté feliz por qué está tan contento. Pregúntele a un colega cómo le gustaría pasar su fin de semana ideal. O bien simplemente llame por teléfono a alguien y diga «siempre quise preguntarte esto...».

❑ **Dar.** Hoy dé algo a alguien. Dé felicitaciones, ofrezca un poco de su tiempo, pero lo más importante es que dé sin esperar recibir nada a cambio. Si usted da, va a recibir. Si sabe qué quiere de los demás, es todavía más probable que lo reciba si lo ofrece usted primero. Por ejemplo, si quiere que lo respeten, trate de ofrecer respeto. Si demuestra que aprecia algo, es muy probable que obtenga algo aún mejor la siguiente vez. Si desea tener más contacto con amigos, llámelos por teléfono y dé el primer paso. Y si desea más afecto, pruebe dándolo, y fíjese en qué obtiene como respuesta.

❑ **Nuevo.** Haga un nuevo amigo, pruebe algo nuevo con un amigo, o intente un nuevo acercamiento a una persona a la que nunca pudo acercarse. Si sigue haciendo las cosas de la misma manera de siempre, obtendrá más de lo mismo. No tenga miedo de probar algo nuevo (las viejas formas no necesariamente son las mejores). De hecho, casi con certeza son la razón por la cual necesita cambiar. Intente un nuevo acercamiento, especialmente si el anterior no funcionó. Si no logra nada regañando a los niños, pruebe sonriendo y pidiéndoles educadamente su ayuda. Su nueva táctica puede hacer que reaccionen.

❏ **Descubrir.** Tómese la molestia de descubrir algo nuevo sobre alguien que conozca, averigüe por qué sus amigos lo quieren, o encuentre una forma de mejorar. Todos tenemos zonas ciegas y descubrir cuáles son es la clave para el desarrollo personal y para obtener lo que se desea. Mucha gente no sabe qué es lo que desconoce. ¿Por qué no intenta descubrir algunas de sus zonas ciegas hoy mismo? Intente averiguar un poco más sobre usted mismo, su trabajo o sus colegas. Esto le brindará nuevos aprendizajes, lo cual es inmensamente valioso. O si no, compre un libro en una feria sobre un tema oscuro pero fascinante y aprenda más.

❏ **Ayudar.** Haga algo por alguien, ofrezca su asistencia o sea útil para otra persona o criatura viviente. Ayudar a los otros a conocer y desarrollarse es beneficioso para todos. No intente guardarse conocimientos valiosos para usted mismo. Esto no le dará ninguna ventaja. Compartir y ayudar produce la mejor ganancia para todos a largo plazo. Busque a su alrededor gente que necesite ayuda. Si uno de sus amigos se ha estado sintiendo deprimido, ¿por qué no lo ayuda invitándolo a cenar? Eche una mirada a los tableros de anuncios de su zona. Puede haber obras de caridad o grupos de voluntarios que necesiten ayuda. ¿Por qué no les tiende una mano?

Días de Hacer

Elija entre una y seis tareas de las que le presentamos a continuación, dependiendo de cuál fue su puntuación en la tabla de la página 156. Marque las que piensa que quiere hacer (no se preocupe, podrá cambiar más tarde).

❑ **Caminar.** Salga a caminar unos treinta minutos antes o después del trabajo, o a la hora del almuerzo. Podría servir como un intervalo en el trabajo, o como una cámara de descompresión para su mente. Caminar le dará a su mente el espacio que necesita para adquirir perspectiva. Le ayudará a romper el molde para que pueda volverse más creativo. Y puede catalizar una cadena de eventos que lleven a más revelaciones y, finalmente, aumentar su fuerza de voluntad. Lo mínimo que le aportará será impedir que vuelva a introducirse en su régimen de vida normal.

❑ **Crear.** ¿Por qué no crea algo nuevo? Podría comprar una caja de acuarelas y pintar algo. O si no, podría utilizar algún resto de pintura de la casa. ¿Por qué no hace algo decorativo en arcilla? Puede comprar material bastante barato en una tienda artística y cocinarlo en su horno. Deje que su imaginación corra libremente. Podría plantar algunas semillas en una maceta de ventana o comprar un equipo para sembrar hongos o hierbas y así producir una parte de su propia comida. ¿Por qué no intenta hacer galletas, tejer un suéter o hacer una tarjeta de cumpleaños para alguien? Los hábitos matan la creatividad, por eso la mejor forma de liberarse es creando algo nuevo, encendiendo un aspecto de su personalidad que puede haber quedado apagado durante años. No importa qué sea lo que va a crear. La creatividad llama a la creatividad.

❏ **Actividad.** Pruebe una nueva actividad o un nuevo hobby, o si no vuelva a uno que no haya practicado en muchos años. El objetivo es hacer algo diferente, no convertirse en un experto. Sin embargo, tómeselo seriamente, no lo haga sólo para pasar el tiempo. Pero tampoco se vuelva competitivo. Aprenda algo sobre usted mismo. ¿Cuándo fue la última vez que hizo algo que le supusiera una exigencia física fuera del trabajo o que hiciera de usted una persona más diversificada e interesante? ¿Por qué no encara con energía un proyecto que haya venido postergando durante años, como organizar el garaje o tal vez ordenar el desván? No importa qué elija, pero asegúrese de poner todo de su parte. Si luego queda exhausto, ¡está muy bien! Verá qué satisfecho va a sentirse. También podría ir al centro deportivo local para ver qué actividades ofrecen. ¿Alguna vez pensó en practicar tiro al arco, yoga, Tai Chi, baile de salón o esgrima, por ejemplo? O si no, ¿por qué no pide prestados unos patines y va a patinar? Saque su bicicleta del garaje y salga a dar una vuelta. O lleve a los niños al bosque y vuelva a descubrir el arte de trepar a los árboles. Recuerde que el objetivo no es convertirse en atleta ni practicar un deporte de riesgo (aunque puede hacerlo, si quiere), sino descubrir formas nuevas y más interesantes de utilizar el tiempo libre. Pruébelo una vez. Si no le gusta, no tiene que seguir, ¿no?

«Aún no sé cómo fue que seguir el método de la no dieta me hizo bajar de peso, pero lo hizo. En uno de mis días de *Hacer algo diferente* fui por un camino distinto al trabajo. Me llevó unos cinco minutos más y, para ser sincero, no le vi el sentido. Pero ese día vi un anuncio de un coro. Siempre me gustó cantar, así que los llamé por teléfono.»

«Ahora canto con ellos dos veces por semana y ya hicimos presentaciones en hospitales locales y en hogares de ancianos. Me fascina cantar y conocí un montón de gente. El hecho de salir y apenas alguna cosilla más, y *hacer algo diferente,* fue lo que me ayudó a bajar de peso. Si no hubiera hecho algo diferente ese día, nada de eso hubiera ocurrido. Estoy contento de haber bajado de peso y también estoy contento de haberme sumado al coro.»

Jan, 49

❑ **Aprender.** Descubra algo nuevo acerca del mundo. Aprenda algunas palabras raras (tal vez de una lengua extranjera) o bien aprenda cómo funciona algo; no es necesario que sea algo complicado como un aparato de alta tecnología, podría ser cómo funciona su corazón, o el motor de un coche. El objetivo es descubrir formas diferentes de interpretar y ver las cosas. Por favor, recuerde, si conserva los mismos conocimientos de base, va a conservar las mismas formas de pensar. Amplíe un poco su mente, se asombrará de lo elástica que puede ser.

❑ **Permanecer de pie.** Cuando regresa del trabajo a su casa, o al final de un día normal, permanezca de pie y no se siente durante al menos media hora. No importa qué haga, simplemente no se siente. ¿Cómo le hace sentirse? ¿Le da un punto de vista diferente? ¿Lo ayuda a evitar volver a sus viejos hábitos? No hace falta que esté corriendo de un lado a otro, puede hacer algún ejercicio de estiramiento mientras permanece de pie, ¡o quitar el polvo al techo! Recuerde, se trata de *hacer algo diferente.*

❑ **Cambiar.** Altere la forma en que hace algo usualmente, o la forma en que se ve. Siéntese en el jardín y lea. Si no es un día soleado, ¡llévese una manta! O si no, ¿por qué no prueba un corte de cabello, ropa o maquillaje diferentes?

Tíñase el cabello o píntese las uñas de los pies de diferentes colores. Puede intentarlo con sus rutinas diarias, por ejemplo, hacerlas en diferentes momentos del día o de diferente manera. Encuéntrese con un amigo a desayunar en vez de almorzar, o salga a caminar con su pareja a la medianoche y mire las estrellas. O bien ¿por qué no reacomoda los muebles de un cuarto que use con frecuencia o cambia de lugar los cuadros? Hacer que las cosas se vean diferentes puede hacer que usted también las vea diferentes.

Tareas semanales

¡Uf! Ya casi estamos. Todo lo que tiene que hacer es escoger dos actividades de la lista de 26 que le damos a continuación y la preparación para la fase tres estará completa. Estas actividades pueden hacerse en cualquier momento dentro de los próximos siete días.

Deberá elegir dos cosas que normalmente no haría y que no lo harían sentirse a gusto. Asegúrese de que no sean las mismas cosas que ya eligió en la lista de *Hacer* de más arriba. Algunas son fáciles y pueden hacerse sin ningún esfuerzo. Pero cuanto más esfuerzo le ponga, y cuanto más diferentes sean de sus actividades habituales, mejor será. En este punto, cuanto más ponga de usted, más bajará de peso.

COSAS NUEVAS PARA PROBAR	¿CUÁNDO QUIERE HACERLAS?	MARQUE AQUÍ CUANDO LAS HAYA HECHO
1. **Música.** Escuche un tipo de música diferente.		
2. **Ropa.** Póngase algo totalmente diferente.		

3. **Teatro.** Vaya a ver una obra.		
4. **Haga una lista** de sus sueños de infancia.		
5. **Haga** reír a sus niños. No se detenga hasta que estén riéndose como locos.		
6. **Cante** en la ducha.		
7. **Sea amable** con alguien que no le guste.		
8. **Actúe** como si no tuviera un prejuicio que sí tiene.		
9. **Haga una lista** de las metas de su vida.		
10. **Levántese** a una hora diferente.		
11. **Haga una lista** de las cosas que no necesita.		
12. **Baile** solo durante dos minutos.		
13. **Haga una lista** de sus objetivos para la próxima semana.		
14. **Limpie** algo que normalmente dejaría intacto.		
15. **Vaya** deliberadamente a hablarle a un vecino.		
16. **Escuche** a alguien que sea aburrido. ¡Préstele su total atención!		
17. **Repita** su propio nombre en voz alta durante un minuto.		
18. **Haga una lista** de los aspectos positivos de su pareja.		
19. **Váyase a dormir** una hora más temprano.		
20. **Haga algo** nuevo con los niños.		

21. Tire a la basura algo que no necesite.		
22. Calcule su peso dentro de cinco años.		
23. Apague su teléfono móvil por un día.		
24. Aprenda una nueva habilidad.		
25. Haga yoga.		
26. Practique cómo escuchar mejor a los demás.		

Paso 15   Fecha:

¿Qué tipo de tarea diaria va a cumplir hoy?
Marque con un círculo una de las siguientes opciones.

Hacer   Personas

¿Exactamente qué tarea va a realizar? Marque una de las siguientes.

Recuerde, en las páginas 157-159 podrá encontrar descripciones más detalladas de las tareas.

HACER		PERSONAS	
Caminar		Escuchar	
Crear		Pedir	
Actividad		Dar	
Aprender		Nuevo	
Permanecer de pie		Descubrir	
Cambiar		Ayudar	

Recuerde: ¡no se olvide de las tareas semanales!

> *Renuncie al hábito de las excusas. Trate de no poner excusas. Sea honesto con usted mismo y con los demás. Enfrente los problemas que estaba eludiendo.*

Paso 16   Fecha:

¿Qué tipo de tarea diaria va a cumplir hoy?
Marque con un círculo una de las siguientes opciones.

Hacer   Personas

¿Exactamente qué tarea va a realizar? Marque una de las siguientes.

Recuerde, en las páginas 157-159 podrá encontrar descripciones más detalladas de las tareas.

HACER		PERSONAS	
Caminar		Escuchar	
Crear		Pedir	
Actividad		Dar	
Aprender		Nuevo	
Permanecer de pie		Descubrir	
Cambiar		Ayudar	

Recuerde: ¡no se olvide de las tareas semanales!

Deje el hábito de **ocupado-ocupado.** *¿Vive la vida como si fuera una gran emergencia? Encuentre cada día un poco de tiempo para relajarse. Comience a entrenarse para responder de manera diferente.*

Paso 17   Fecha:

¿Qué tipo de tarea diaria va a cumplir hoy?
Marque con un círculo una de las siguientes opciones.

             Hacer   Personas

¿Exactamente qué tarea va a realizar? Marque una de las
siguientes.

Recuerde, en las páginas 157-159 podrá encontrar descripciones más detalladas de las tareas.

HACER		PERSONAS	
Caminar		Escuchar	
Crear		Pedir	
Actividad		Dar	
Aprender		Nuevo	
Permanecer de pie		Descubrir	
Cambiar		Ayudar	

Recuerde: ¡no se olvide de las tareas semanales!

> *Deje el hábito del* **miedo.** *No se deje intimidar por los
> desafíos, véalos como oportunidades de crecimiento.*

Paso 18   Fecha:

¿Qué tipo de tarea diaria va a cumplir hoy?
Marque con un círculo una de las siguientes opciones.

Hacer   Personas

¿Exactamente qué tarea va a realizar? Marque una de las siguientes.

Recuerde, en las páginas 157-159 podrá encontrar descripciones más detalladas de las tareas.

HACER		PERSONAS	
Caminar		Escuchar	
Crear		Pedir	
Actividad		Dar	
Aprender		Nuevo	
Permanecer de pie		Descubrir	
Cambiar		Ayudar	

Recuerde: ¡no se olvide de las tareas semanales!

Deje el hábito de **hablar.** *La mayor parte de la gente es buena para hablar, pero no para escuchar. Tómese el tiempo de escuchar profundamente lo que el otro le diga. No lo interrumpa ni termine sus frases. Háblele de él, no de usted, y no espere nada a cambio.*

Paso 19   Fecha:

¿Qué tipo de tarea diaria va a cumplir hoy?
Marque con un círculo una de las siguientes opciones.

Hacer   Personas

¿Exactamente qué tarea va a realizar? Marque una de las
siguientes.

Recuerde, en las páginas 157-159 podrá encontrar descripciones más detalladas de las tareas.

HACER		PERSONAS	
Caminar		Escuchar	
Crear		Pedir	
Actividad		Dar	
Aprender		Nuevo	
Permanecer de pie		Descubrir	
Cambiar		Ayudar	

Recuerde: ¡no se olvide de las tareas semanales!

*Deje el hábito de criticar. Criticar a los demás puede
convertirse en un hábito. Es una forma de eludir la
responsabilidad por sus propias acciones. Deje de ver a
los demás como si fueran los responsables de todo lo que
anda mal. Si comete un error, no le eche la culpa a los
demás, aproveche la oportunidad para aprender del error.*

Paso 20   Fecha:

¿Qué tipo de tarea diaria va a cumplir hoy?
Marque con un círculo una de las siguientes opciones.

Hacer   Personas

¿Exactamente qué tarea va a realizar? Marque una de las
siguientes.

Recuerde, en las páginas 157-159 podrá encontrar descripciones más detalladas de las tareas.

HACER		PERSONAS	
Caminar		Escuchar	
Crear		Pedir	
Actividad		Dar	
Aprender		Nuevo	
Permanecer de pie		Descubrir	
Cambiar		Ayudar	

Recuerde: ¡no se olvide de las tareas semanales!

Deje el hábito de **tomar para usted.** *Intente dar más o
haga más que lo que esperan de usted, y no espere nada
a cambio. Con demasiada frecuencia calculamos lo que
hacen los demás por nosotros y esto lleva a sentimientos
negativos y perjudica las relaciones personales.*

Paso 21   Fecha:

¿Qué tipo de tarea diaria va a cumplir hoy?
Marque con un círculo una de las siguientes opciones.

Hacer   Personas

¿Exactamente qué tarea va a realizar? Marque una de las siguientes.

Recuerde, en las páginas 157-159 podrá encontrar descripciones más detalladas de las tareas.

HACER		PERSONAS	
Caminar		Escuchar	
Crear		Pedir	
Actividad		Dar	
Aprender		Nuevo	
Permanecer de pie		Descubrir	
Cambiar		Ayudar	

Recuerde: ¡no se olvide de las tareas semanales!

Deje el hábito del pasado. Recuerde que ya dejó atrás el pasado. Basta de mirar hacia atrás y de vivir en el pasado. El presente es lo único que cuenta.

PUNTOS CLAVE

- A esta altura, debe estar bajando satisfactoriamente de peso cada semana. Y dentro de aproximadamente siete días, habrá hecho tantos progresos que continuará bajando de peso durante muchas semanas y meses después de que haya completado el programa del método de la no dieta.

- Ha logrado esta asombrosa transformación rompiendo los hábitos que gobiernan la forma en que interactuamos con los demás. También logró romper muchos otros hábitos que controlan su forma de «hacer» cosas en su vida diaria.

- Esto ha generado un círculo virtual que, a largo plazo, lo va a llevar a bajar significativamente de peso y a ampliar sus horizontes.

- Cuanto más coherente haya sido al romper con sus malos hábitos, más adelgazará.

Fase cuatro: diríjase a la transformación

El valor neto de alguien para el mundo normal-
mente está determinado por lo que queda de restar los
malos hábitos a los buenos hábitos de esa persona.

BENJAMÍN FRANKLIN

Si usted es un típico *no dieta,* la proporción en que baja de peso ya debe haber alcanzado un ritmo ideal. Debe estar bajando de peso en una proporción que es la mejor para usted. Por favor, acéptela como su proporción ideal para bajar de peso y no intente aumentarla demasiado. Recuerde, ¡usted no está a dieta! Lo que queremos es que *baje de peso de forma permanente,* no sólo por un mes o dos. ¿Por qué no compara el método de la no dieta con una dieta de alimentación (elija cualquiera al azar)? Pensamos que si estuviera haciendo una dieta de alimentos en lugar de la nuestra, esa dieta ya le hubiera fallado. Casi las tres cuartas partes de la gente abandona las dietas en las primeras tres semanas. Y si no hubiera abandonado la dieta aún, se sentiría atormentado por una insoportable ansiedad por la comida y estaría cerca de abandonarla. Se sentiría cansado, irritable y, muy posiblemente, deprimido. Compare esa situación con cómo se está sintiendo ahora. ¿No está contento y desbordante de energía? Ha tomado la decisión correcta al elegir el método de la no dieta.

Como dijimos antes, descubrimos que en el método de la no dieta la gente tiende a bajar alrededor de un uno por ciento de su peso *por semana*, lo que equivale a alrededor de entre 0,5 y un kilo por semana. Algunas personas adelgazan más, otras menos. Pero lo importante es que recuerde que se trata de un proceso casi sin esfuerzo, y además divertido. De aquí en adelante, continuará bajando de peso hasta alcanzar *su propio peso saludable*. Esto puede suceder en una semana o dos si sólo estaba un poco fuera de peso. O bien, podría llevarle muchos meses si está más sobrado de peso. Lo importante es que recuerde que la proporción en que está adelgazando en estos momentos es saludable y sostenible. Y que se va a estabilizar naturalmente al alcanzar un peso saludable para su propio cuerpo. Nuestra investigación ha demostrado muy claramente que la mayoría de las personas que llegan al final de la fase cuatro continúan bajando de peso hasta alcanzar su peso natural ideal. De modo que es probable que continúe bajando de peso durante muchas semanas o meses después de completar el programa. Dicho de otro modo, si completa la fase cuatro, *¡ya nunca tendrá que volver a hacer una dieta!*

La fase cuatro es el momento en que finalmente aniquilará sus peores hábitos, volviéndose más flexible. A medida que sus hábitos se vayan desintegrando, su organismo subconscientemente continuará su transformación hacia un modo de vida más saludable. Esto ocurrirá de modo totalmente natural y sin esfuerzo. La fase cuatro logra esa transformación dirigiéndose a áreas clave de *la forma en que usted piensa*.

A estas alturas, es importante recordar que la red de hábitos está constituida por dos tipos de hábitos (véase capítulo cuatro). Los hábitos proximales y distales actúan juntos para controlar las tres áreas principales de su vida: su forma de *pensar*, su forma de *comportarse* y su forma de *hacer* las cosas. Cada hábito está entrelazado con todos los demás y los sostiene. El resultado final es una construcción increíblemente sólida que se fortalece y refuerza a sí misma continuamente. En sí mismos los hábitos son débiles. Pero considerados todos juntos en la red de hábitos se vuelven extraordinariamente resistentes.

Algunos hábitos lo venían manteniendo obeso, y esos hábitos se veían fijados y reforzados por la red de hábitos en su conjunto. Recuerde que su cuerpo no desea ser obeso. Sólo sufre de sobrepeso porque sus hábitos negativos están aferrados a la red de hábitos que, a su vez, se vuelve cada vez más fuerte a medida que pasan los años. En la práctica, esto hizo que fuera imposible para usted hacer cambios concretos en su vida, luchando sólo contra unos pocos hábitos, los que rigen su dieta. Por esta razón, las dietas *siempre* terminan fallando. Y por eso usted tiene que *hacer algo diferente* para bajar de peso. En la fase uno comenzamos atacando los hábitos más fáciles. Una vez destruidos, fuimos avanzando hacia el núcleo, internándonos cuidadosamente en la red de hábitos. Con cada paso, se iba haciendo cada vez más fácil desarmar la red. Ahora que hemos llegado al centro, podemos empezar a desarticular *los hábitos que controlan su forma de pensar.*

Roger, de cuarenta y un años, había sido siempre gordo desde su temprana adolescencia. En la escuela lo maltrataban y se reían de él por su obesidad. Desde que comenzó el método de la no dieta adelgazó 15,5 kilos, y ahora pesa 74 kilos, un peso adecuado para un hombre que mide 1,75.

«Soy un poco tímido por naturaleza, así que, para mí, la parte más difícil del método de la no dieta fue la fase cuatro. Estaba verdaderamente muy preocupado por si iba a ser capaz de cambiar mi comportamiento. Sabía que quería hacerlo pero no estaba seguro de tener lo necesario para afrontarlo. Decidí hacer todo lo posible y ver qué sucedía. La peor parte para mí fue lograr *no tener miedo*. Al principio, lo hice en pequeñas dosis. Siempre me preocupa mucho hablar en público, hasta los pequeños grupos me aterrorizan. Así que cuando los demás estaban hablando en el trabajo, les decía mi opinión. No me resultaba fácil. Tuve que forzarme a hacerlo. No me gusta llamar la atención. Todos parecían aceptar mis puntos de vista y continué hablando, y más tarde comenzaron a preguntarme mi opinión sobre diferentes cosas.

»Hice lo mismo con los demás pasos de la fase cuatro. Para mí, la solución estaba en ir dando pequeños pasos hacia adelante. Realmente, no creía que fuera a poder cumplir la fase cuatro por mi manera de ser, pero lo hice. Todavía sigo siendo muy tímido y no me gusta hablar en público pero, al menos, adelgacé, y ahora siento más confianza en mí mismo.»

La forma en que la mayor parte de la gente piensa y actúa está determinada por cómo han pensado y actuado en el pasado. Sí, la forma de pensar también está gobernada por los hábitos. Existen procesos psicológicos que subyacen en lo profundo del inconsciente y determinan una gran parte de lo que pensamos, incluyendo nuestra actitud respecto a la comida y el ejercicio. Lamentablemente, mucho de eso puede quedar estancado en la rutina. Muchas de nuestras formas de pensar pueden transformarse en hábitos. No es en absoluto sorprendente, ya que todo nuestro mundo moderno está orientado a crear hábitos. La forma en que trabajamos, consumimos y disfrutamos de nuestro tiempo libre está muy condicionada. A menudo, la elección es aparente. Esto hace que, día a día, nuestros hábitos vayan imprimiendo huellas cada vez más profundas. Al tiempo, dejan de ser hábitos superficiales y pasan a estar profundamente arraigados en nuestro inconsciente. Y una vez que están arraigados, comienzan a determinar nuestra forma de pensar. Con el correr del tiempo, comienza a resultar cada vez más difícil pensar independientemente de nuestros hábitos. Dado que el mundo se orienta al consumo (especialmente de comida), y a hacer más fácil la vida en el ámbito de lo físico, ¿puede resultar extraño que estemos volviéndonos cada vez más gordos?

«Lo que marcó la diferencia, para mí, fue comprar en un supermercado diferente en una de mis tareas semanales. Decidí mirar atentamente a mi alrededor, en lugar de llevarme las mismas cosas de siempre. Compré arroz en lugar de patatas y descubrí que a mi familia le gustaba. Ahora experimento con las comidas familiares, que son mucho más saludables que las que solía cocinar antes.

»Mi marido también empezó a cocinar, algo que me sorprendió, ya que él nunca había preparado más que unas tostadas. Él también adelgazó. Ir a un supermercado diferente era hacer un cambio muy pequeño, pero significó una gran diferencia en nuestras vidas.»

Helen, 37

Como podrá ver, su red de hábitos requería implementar algunas cirugías bastante serias. Pero por suerte, ya están casi terminadas. Las fases uno, dos y tres iniciaron el proceso. La fase cuatro va a completarlo y a ayudarlo a cambiar sus procesos de pensamiento más profundos. Créanos, ya han comenzado a trabajar *por* usted en lugar de hacerlo *en su contra*. Una vez concluido este proceso, será infinitamente más flexible y adaptable. Esto le permitirá comportarse de la forma que sea la mejor para usted. Ya no seguirá condicionado por los hábitos ni atrapado en el pasado. Será absolutamente libre de tomar las mejores decisiones posibles. En la práctica, ya no estará encerrado en un círculo vicioso de dietas que no lo llevan a ninguna parte. Bajará de peso sin esfuerzo, sin culpa, ansiedad ni depresión.

Usted ya se probó a usted mismo que es capaz de cambiar y que puede romper los hábitos que lo aprisionan, de modo que ya es tiempo de utilizar estas nuevas herramientas para que continúe adelgazando. Para dar el primer paso de esta transformación más profunda, cada día de la próxima semana le pediremos que

- Se comporte de modo diferente con alguien.
- Reaccione de manera diferente frente a una situación.

Mientras realiza estas tareas, es muy importante que piense *por qué* las está haciendo. Es fundamental que se dé cuenta y sea totalmente consciente de lo que está haciendo. Cuando se comporta de manera automática y sin darse cuenta, sus hábitos toman la delantera. Ahí es cuando las dietas dejan de funcionar y los problemas con la alimentación toman el control. Si llegó hasta aquí, está en el camino correcto para cambiar con profundidad su inconsciente. Habrá comenzado a adoptar la forma de pensar de la gente *delgada*. Esto no sólo hará su vida más divertida e interesante, sino que además le reportará muchos otros beneficios. Evidentemente, bajar de peso es uno de ellos, pero habrá muchos otros más. Volveremos a hablar de esto más adelante.

Antes de empezar

Queremos que cada día piense con atención durante unos pocos minutos en una *dimensión del pensamiento* diferente, como la conciencia o el no tener miedo. Una dimensión del pensamiento es simplemente una forma de pensar que subyace tras su conducta. Por ejemplo, no tener miedo, la conciencia y la inteligencia emotiva son diferentes dimensiones del pensamiento. Cada día le asignaremos una dimensión del pensamiento diferente para que trabaje en ella. Luego, queremos que aplique esa dimensión del pensamiento a su forma de reaccionar ante alguna persona y a una situación que se presente a lo largo del día.

No es tan difícil como suena. Por ejemplo, si la dimensión del día es *darse cuenta*, nos gustaría que se concentrara en una persona con la que interactúa. Quisiéramos que tomara nota mentalmente de cosas tales como la ropa que lleva puesta, el color de las manchitas de sus ojos, la curva de su mandíbula o el timbre de su voz. En el mismo día también le pediremos que aplique la misma dimensión del pensamiento a una situación que se le presente. Por ejemplo, si toma el autobús para ir al trabajo, puede ser que quiera tomar nota mentalmente de las calles por las que pasa, la gran variedad de gente que va en el autobús con usted, el color del cielo, la falta de carriles para bicicletas o tal vez la alegría del conductor (si tiene suerte).

Dimensiones del pensamiento

Las siete dimensiones clave del pensamiento que queremos que trabaje durante la próxima semana son:

- Asumir la responsabilidad.
- Darse cuenta.
- No sentir temor.
- Equilibrio.
- Conciencia.
- Inteligencia emotiva.
- Inteligencia social.

No se sienta desconcertado por estas palabras. Son fáciles de comprender y vamos a explicarle detalladamente cada una de estas dimensiones a su debido tiempo.

La gente con la que usted interactúa

Ahora tiene que hacer una lista de seis personas con las que espera interactuar en el curso de la semana que comienza. Puede incluir a su pareja o a su esposa o esposo, a un colega, a miembros de su familia, a un amigo, a su jefe, o incluso a alguien que no conozca (como el conductor del autobús). La lista es sólo para usted, así que ¿por qué no es imaginativo? Si no puede incluir a los seis ahora, no hay problema, incluya a algunos y agregue a los restantes durante la semana.

Escriba los nombres de las personas aquí:

1. . . . .
2. . . . .
3. . . . .
4. . . . .
5. . . . .
6. . . . .

Situaciones que se presentarán

Ahora deberá hacer una lista de las situaciones en las que quiera aplicar las diferentes dimensiones del pensamiento. Pueden ser situaciones que le ocasionen problemas o estrés en su casa o en su trabajo. También pueden ser situaciones en las que las cosas no parezcan fluir tan felizmente como deberían. Puede ser preparar a los niños para la escuela, conducir de casa al trabajo, una reunión con su jefe, hacer cola en una tienda o charlar de algo con su pareja. Será algo suyo, particular. Usted es la única persona que puede elegir. Si no puede decidir las seis situaciones ahora, no hay problema, incluya algunas ahora y agregue las restantes durante la semana.

Describa las situaciones aquí:

1. . . . .
2. . . . .
3. . . . .
4. . . . .
5. . . . .
6. . . . .

Qué tiene que hacer

Queremos que cada día tome una dimensión del pensamiento diferente y la aplique a la manera en que interactúa con una de las personas que incluyó en la lista de la página 182. También deberá aplicarla a una de las situaciones que incluyó en su lista.

Cuando interactúe con otra persona

Deberá pensar cuidadosamente cómo se comporta normalmente con esa persona. Visualícelo mentalmente. Si le resulta útil, escríbalo. Luego determine qué cambios planea introducir. Sus objetivos son:

- Comportarse de manera diferente con esa persona.
- Su comportamiento deberá estar guiado por la dimensión del pensamiento del día. Esto puede significar comportarse de manera más extrema o de manera opuesta a como lo haría normalmente.

Una vez más, queremos señalar que su comportamiento deberá ser apropiado a la situación. Por ejemplo, puede que no sea una buena idea llevarse a la cama a su jefe (¡a menos que realmente quiera hacerlo!).

Situaciones

Deberá pensar cuidadosamente cómo reacciona habitualmente en la situación elegida. Visualícela claramente en su mente. Si le resulta de ayuda, escríbalo. Luego determine cómo se va a manejar en la situación esta vez.

Sus objetivos son:

- Reaccionar de manera diferente a como reaccionaría normalmente.
- Su comportamiento deberá estar guiado por la dimensión del pensamiento del día. Esto puede significar reaccionar de manera opuesta a como se lo indiquen sus reflejos condicionados por los hábitos. O tal vez deba tener un comportamiento más extremo de lo habitual. Sólo usted puede decidirlo.

Recuerde, la idea es *hacer algo diferente*, de modo que no debe elegir a la misma persona ni la misma situación todos los días.

Paso 22   Fecha:

La dimensión del pensamiento de hoy es:

Asumir la responsabilidad.

Asumir la responsabilidad implica analizar en qué medida acepta hacerse personalmente responsable de usted mismo. Significa no echarles la culpa a los demás de sus desgracias o de la situación en la que se encuentra. Es su motivador, su autolimitador y el indicador de su misión, *de modo que debe utilizarlo a fondo.*

Su tarea de hoy consiste en cambiar la forma en que suele comportarse, *asumiendo una mayor responsabilidad.* Esto puede significar no hacer algo que normalmente hace o tomar un curso de acción totalmente nuevo. También puede significar:

- No poner excusas por sus fallos. Por ejemplo, si llega tarde a una cita con un amigo, ¿por qué no es honesto? No le eche la culpa al autobús o al tráfico, admita que es su culpa.
- No echarle la culpa a los demás si las cosas van mal. Una vez más, sea honesto con usted mismo. Admita sus propios errores en el tema en cuestión. Es muy fácil echarles la culpa a los demás; por lo general es una escapatoria.
- Hacer algo para cambiar una situación, aunque el impacto que cause sea pequeño. Por ejemplo, puede ayudar a dos amigos o familiares a terminar una discusión.
- Dar a conocer su opinión respecto a una cuestión y tomar una postura.
- Dejar de ver a los demás o a los factores externos como la causa de sus dificultades. Usted se encuentra en la situa-

ción actual en gran parte por las decisiones que tomó en el pasado. Acéptelo, aprenda de eso, y eche a andar.

- Dar el siguiente paso hacia un objetivo y detenerse a esperar a que otros actúen.
- No creer en el destino, la suerte ni el horóscopo. Recuerde, usted es quien forja su propio destino.

Ahora vamos a poner en acción la responsabilidad personal, de manera que elija a una persona de la lista que completó más arriba (la de la página 182).

Persona elegida ....

Póngalo en práctica

Decida qué va a intentar hoy con esa persona para aumentar la medida en que asume su responsabilidad. Por ejemplo, puede decirse: «Hoy no le voy a decir "sí" a mi colega cada vez que me pida que haga algo para luego lamentarme de todo lo que tengo que hacer. O lo haré sin quejarme, o voy a negarme educadamente».

Escriba a continuación lo que decidió hacer:

....

....

....

....

....

....

El próximo paso consiste en poner en acción la responsabilidad personal aplicándola a una de las situaciones de la lista que completó más arriba (la de la página 183).

Situación elegida ....

Póngalo en práctica

Decida cómo va a utilizar su responsabilidad personal hoy. Por ejemplo, puede decirse: «Hoy no voy a leer mi horóscopo. Voy a escribirlo yo mismo y así podré asegurarme de que se cumpla». Escriba a continuación lo que decidió hacer:

....

....

....

....

....

....

¿Cómo lo hizo?

Ahora deberá reflexionar sobre lo que hizo, qué consecuencia tuvo y algunos cambios que haya notado. Aquí proponemos algunas preguntas que pueden ayudarle:

- ¿Cómo reaccionaron los demás al hecho de que usted asumiera una mayor responsabilidad?
- ¿Cómo le hizo sentirse?
- ¿Puede ver alguna otra ventaja en actuar de este modo?

Haga sus anotaciones aquí:

....

....

....

....

....

....

Paso 23   Fecha:

La dimensión del pensamiento de hoy es:

Darse cuenta.

Darse cuenta es ser consciente de su estado emocional y del impacto que tiene en los demás. Véalo como un ojo extra que es imparcial y se mantiene vigilándolo constantemente a usted y a todo lo que sucede a su alrededor.

Hoy deberá intentar aumentar y mejorar su capacidad para darse cuenta. Deberá comenzar haciendo una lista de diez cosas nuevas que note en relación con la persona que elija de la lista que confeccionó anteriormente (la de la página 182). Esto puede incluir sus hábitos, su comportamiento y actitudes, la forma en que le responde a usted. Deberá tratar de incluir también algunas características físicas. Hoy también deberá hacer una lista con diez cosas nuevas que haya notado o aprendido acerca de su entorno cotidiano.

Por favor, recuerde que el objetivo del paso 23 no es comportarse de manera diferente, aunque puede ser que necesite hacer algo diferente, sino descubrir algo nuevo.

Para ayudarlo a construir su capacidad de darse cuenta, le presentamos algunos ejemplos del tipo de cosas en las que podría centrar su atención antes de cumplir las tareas de hoy. Puede tomar algunas de esta lista y concentrar su atención en ellas. Cuanto más afine su capacidad de darse cuenta, mejor podrá encarar la tarea de romper con sus malos hábitos. Por qué no intenta:

- Escuchar la letra de una canción.
- Aprender algo nuevo sobre una persona que no es importante para usted pero con la cual está en contacto. Por

ejemplo, el conductor del autobús que toma cada mañana, o el cartero.

- Escuchar con atención sonidos de los que normalmente no tiene conciencia. Puede ser desde el canto de los pájaros hasta el sonido de la calefacción central al encenderse.
- Concentrar su atención en algo que hace automáticamente, como cepillarse los dientes o conducir su coche.
- Pensar en las consecuencias que tiene su comportamiento en los demás. Observe detenidamente cómo reaccionan los demás ante usted.
- Prestar atención a algo que normalmente no notaría, como la textura del papel en que está impresa su revista favorita o el dulce aroma de la hierba.
- Fijarse más detalladamente en una de sus tareas habituales en el trabajo.
- Estar más pendiente de las cosas que normalmente pasa por alto sin notarlas.
- Centrar su atención en todos los aspectos de los lugares que visita. Tome nota de los olores, colores, texturas e incluso los gustos de cada lugar al que va.

Para aumentar aún más su capacidad de darse cuenta puede intentar también:

- Pedir a alguien que le diga su impresión sobre algo que usted haya hecho o dicho.
- Utilizar una forma de transporte diferente en un viaje habitual. Incluso podría caminar o ir en bicicleta.
- Descubrir algo nuevo sobre su calle.
- Permanecer de pie un poco más de tiempo. Puede ser en el trabajo, en su casa o tal vez podría demorarse un

poco en la parada del autobús o la estación. ¿Cómo se siente?

- Ir a un lugar que le sea familiar, como el trabajo o la casa de un amigo, por un camino diferente.
- Leer una sección diferente del periódico.
- Levantarse quince minutos antes y pasar ese tiempo mirando los alrededores de su casa o apartamento.

Ahora que su capacidad para darse cuenta se ha ampliado, vamos a ponerla en acción, de modo que elija a una persona de la lista que elaboró anteriormente (en la página 182). Use su capacidad de darse cuenta para aprender más sobre esa persona, cómo piensa, siente, se comporta y vive su vida. Puede parecer un poco extraño al principio pero el hecho de concentrar su atención en un individuo de esta manera lo ayudará a romper el hábito de ver siempre a las personas desde la misma óptica. Muy pronto comenzará a ver a todos de un modo nuevo y de pronto toda su vida resultará más interesante. Ya no verá la vida *a través de un cristal oscuro*. Darse cuenta es una capacidad clave para el comportamiento consciente, y si actúa dándose cuenta, los hábitos no podrán mantenerlo bajo sus garras.

Persona elegida ....

¿De qué se dio cuenta?

A continuación haga la lista de diez cosas nuevas de las que se haya dado cuenta. Por ejemplo, «Geoff siempre se disculpa» o «Sheila siempre parece entusiasta después de decir algo en una reunión».

1. . . . .
2. . . . .

3. . . . .

4. . . . .

5. . . . .

6. . . . .

7. . . . .

8. . . . .

9. . . . .

10. . . . .

Entorno elegido

Puede ser su casa, su lugar de trabajo o un parque cercano. La ubicación no importa, pero también puede ser creativo y divertirse.

. . . .

¿De qué se dio cuenta?

A continuación haga la lista de diez cosas nuevas de las que se haya dado cuenta. Por ejemplo: «En el parque, los junquillos están por florecer«» o «hay un montón de basura alrededor».

1. . . . .

2. . . . .

3. . . . .

4. . . . .

5. . . . .

6. . . . .

7. . . . .

8. . . . .

9. . . . .

10. . . . .

¿Cómo lo hizo?

Ahora deberá reflexionar sobre lo que hizo. Para ayudarlo, a continuación le presentamos algunas preguntas que pueden ayudarle:

- ¿Cómo reaccionaron los demás ante su mayor capacidad para darse cuenta?
- ¿Cómo le hizo sentirse?
- ¿Le faltó capacidad para darse cuenta de las cosas en el pasado y actuó como si tuviera orejeras?
- ¿Qué otra cosa puede haberse estado perdiendo?
- ¿Puede ver alguna otra ventaja en actuar de este modo?

Haga sus anotaciones aquí:

....
....
....
....
....
....

Recuerde, la capacidad de darse cuenta es enemiga de los hábitos y además es un paso importante en el camino hacia un comportamiento flexible y hacia mantenerse delgado.

Paso 24   Fecha:

La dimensión del pensamiento de hoy es:

El equilibrio.

El equilibrio implica asegurarse de que cada aspecto de su vida reciba una cuota apropiada de cuidado y atención. Evidentemente, las partes más importantes de su vida, como sus relaciones personales, deberán recibir mayor atención, y las partes menos importantes recibirán, proporcionalmente, menos atención. El equilibrio es el proceso de repartir su atención para optimizar las recompensas de la vida. Si lo hace mal, su vida será infinitamente menos satisfactoria, y hasta puede derrumbarse.

Hoy comenzará a hacer algunos retoques en su vida para lograr un mejor equilibrio. Vale la pena recordar que se puede hacer de dos maneras (o elegir una mezcla de ambas). Por un lado, puede *actuar* para poner más o menos esfuerzo en una relación o una situación. Por otro lado, puede cambiar la forma en que *percibe* una relación o una situación. Por ejemplo, los ejercicios de la página siguiente pueden llevarlo a darse cuenta de cuánto (o de qué poco) se ocupa de una persona en su vida. Luego puede actuar para cambiar el nivel de esfuerzo que dedica a esa relación, o bien puede incrementar o disminuir la importancia que le asigna a esa persona. Si sigue el primer camino, *actúa*, mientras que si adopta el segundo camino, cambia su *perspectiva*. Sólo usted puede decidir qué hacer.

A lo largo de las siguientes páginas, lo alentaremos a pensar y a comportarse de tal manera que mejore su equilibrio. Pero recuerde, usted es el mejor juez para saber dónde se encuentra el punto de equilibrio. Dependiendo de muchos intereses opuestos, puede sentir, por ejemplo, que por un tiempo quiere anteponer su carrera a sus relaciones personales (aunque, a largo plazo, ésta puede ser una estrategia peligrosa). Usted es quien mejor puede juzgar dónde se encuentra el punto de equilibrio.

Para mejorar el equilibrio, puede intentar lo siguiente:

- Evaluar la importancia de cada cosa que hace, desde hacer las compras hasta su trabajo y sus aficiones. ¿Cada una de las cosas que hace vale el esfuerzo que se toma?
- Evaluar la importancia de la gente con la que está en contacto. Puede evaluar el monto de satisfacción que obtiene de cada uno de ellos y el esfuerzo que hace para mantener la relación. Por ejemplo, si hace un gran esfuerzo para mantener una amistad con alguien pero obtiene poco a cambio, tal vez debería reconsiderar la importancia de esa relación para usted y cuánto está dispuesto a dar.

Otros puntos para evaluar son los siguientes:

- ¿Está dedicando suficiente esfuerzo a su relación más importante? Los trabajadores ingleses pasan una media de cuarenta y nueve minutos por día revisando su correo electrónico y veinticinco minutos al día jugando con sus hijos. En su opinión, ¿están llevando vidas equilibradas?
- ¿Usted debería pasar más tiempo con su pareja, sus amigos o sus hijos?
- ¿Está pasando demasiado tiempo en el trabajo?
- ¿Por qué no está haciendo exactamente lo que desea hacer ahora mismo, *en este mismo instante*?
- ¿Ya es hora de tomarse vacaciones de alguien o de alguna situación difícil en la que se encuentra?

- ¿Por qué no le demuestra a alguien lo especial que es para usted? Puede llamarlo, escribirle, comprarle un pequeño obsequio o salir a tomar un café con esa persona.
- ¿Por qué no dedica más tiempo a hacer lo que quiere hacer y menos tiempo a hacer lo que no quiere hacer?
- ¿Está rodeado de pertenencias que no significan nada para usted? Si es así, ¿por qué las sigue teniendo? Recuerde, las pertenencias nos poseen. Deshágase de ellas y disfrútelo en lugar de quedárselas.
- ¿Por qué no dedica menos esfuerzo a relaciones pobres que tienen poco para ofrecerle?
- ¿Por qué no restablece una amistad perdida que alguna vez significó mucho para usted?

Ahora vamos a dar el primer paso de su búsqueda de equilibrio. Primeramente, elija una persona que sea importante para usted de la lista que hizo anteriormente, en la página 182. Ahora considere cuánto esfuerzo está poniendo en esa relación. ¿Es demasiado o demasiado poco? Una vez que haya decidido su respuesta, deberá cambiar la cantidad de esfuerzo que pone en esa relación para adecuarlo a la importancia de esa relación para usted. Y luego vea qué sucede con su nivel de satisfacción.

Persona elegida ....

Póngalo en práctica

¿Va a poner más o menos esfuerzo? ¿Concretamente, cómo va a hacerlo? Por ejemplo, ¿va a llamar a esa persona con más o menos frecuencia, va a salir más o menos con esa persona? (Recuerde, puede cambiar la forma en que se comporta o alterar su forma de ver a esa persona.)

Escriba a continuación lo que planea hacer. Por ejemplo, podría escribir: «Voy a continuar viendo a Jane una vez por semana pero voy a sugerir que nos turnemos para encontrarnos cerca de la casa de uno o de otro, en lugar ser siempre yo el que va cerca de su casa».

....
....
....
....
....
....

Ahora vamos a mejorar su equilibrio utilizándolo en una de las situaciones de la lista que hizo anteriormente, en la página 183.

Situación elegida ....

Póngalo en práctica

¿Cómo va a mejorar su equilibrio hoy? Recuerde, puede cambiar su comportamiento o bien cambiar la forma en que usted ve la situación.

Escriba a continuación lo que planea hacer. Por ejemplo, podría escribir: «Voy a establecer un límite de tiempo para dedicar a la limpieza durante el fin de semana y hacer algo con los niños en el tiempo que me quede libre».

....
....
....
....
....
....

¿Cómo lo hizo?

Ahora deberá reflexionar sobre lo que hizo, las consecuencias que tuvo y los cambios que haya notado. Para ayudarlo, a continuación le presentamos algunas preguntas que puede tener en cuenta:

- ¿Cómo reaccionaron los demás ante su mayor sentido del equilibrio?
- ¿Cómo le hizo sentirse?
- ¿Le faltó equilibrio en el pasado y actuó como si tuviera orejeras?
- ¿Ya logró un verdadero equilibrio en su vida o debería trabajar en esto un poco más?

Haga sus anotaciones aquí:

....
....
....
....
....
....

Paso 25   Fecha:

La dimensión del pensamiento de hoy es:

No sentir temor.

Ante todo, queremos tranquilizarlo. Lo que le depara el día de hoy no va a requerir que se convierta en un domador de leones ni que descienda la ladera de una montaña en parapente ni que atraviese el Atlántico en una balsa (¡a menos que quiera hacerlo!).

No sentir temor significa actuar sin nerviosismo ni inquietud. Significa enfrentar lo desconocido con la misma energía que a cualquier cosa de este mundo. No sentir temor es tener buena disposición para salir fuera de su zona de confort. La tarea de hoy consiste en consolidar su capacidad de no sentir temor haciendo cosas que normalmente evitaría porque lo hacen sentirse incómodo. No sentir temor es una actitud exterminadora de hábitos y que da una gran potencia. Una vez que sienta miedo y a pesar de eso pueda seguir adelante, será capaz de lograr cualquier cosa que se proponga en la vida.

Para actuar en el día de hoy sin sentir temor, tendrá que ponerse en una situación que le provoque ansiedad. También tendrá que interactuar con una persona a la que le tenga miedo. No hace falta que el miedo que experimente sea grande, y si está verdaderamente asustado, ¡por favor, busque algo un poco menos extremo! El objetivo es ampliar las fronteras para llevarlo a operar fuera de su zona de confort y a enfrentar aquello que ha estado eludiendo, pero no que se paralice de miedo.

En la práctica, puede alentarse a no sentir miedo, por ejemplo, haciendo algunas de las acciones siguientes:

- Entrar en acción respecto a algo que lo haya estado preocupando. La acción concreta vence al miedo. No hacer nada permite que el miedo lo controle a usted.
- Enfrentar una fobia, como el miedo a hablar en público o el miedo a las arañas.
- Decir *no* a alguien que se aprovecha de usted o que le exige demasiado.
- Pedir lo que quiere y no tener miedo de parecer tonto.
- Hacer algo que haya estado postergando por mucho tiempo por sus miedos. Un buen ejemplo podría ser enfrentar un problema financiero.
- Hacer algo que lo haga salir de su zona de confort en un área que sea importante para usted. Por ejemplo, tal vez haya estado postergando una visita al dentista para una revisión. Ha llegado el momento de pedir una cita.
- Hablar sobre un tema difícil con alguien. Puede ser sobre algo que le produzca temor o lo haga sentir incómodo.

Ahora, tendrá que poner en acción su resistencia para no sentir temor, de modo que elija a una persona de la lista que hizo antes en la página 182.

Persona elegida ....

Póngalo en práctica

Decida qué hará hoy con esa persona para lograr aumentar su capacidad para no sentir temor. Por ejemplo, podría decirse a usted mismo: «Voy a dejar de ignorar las insinuaciones sexuales de Peter y advertirle en privado que si lo vuelve a hacer lo voy a denunciar a su jefe y al departamento de personal».

Escriba a continuación lo que decidió hacer:

....

....

....

....

....

Ahora, puede poner en práctica su capacidad para no sentir temor en una de las situaciones de la lista que confeccionó anteriormente en la página 183. Si no hay en la lista una situación que le cause temor, intente pensar en otra y úsela en lugar de las de la lista.

Situación elegida ....

Póngalo en práctica

Decida cómo va a comportarse sin sentir miedo en la situación que haya elegido. Por ejemplo, puede decirse: «La próxima vez que encuentre una araña en el baño la voy a atrapar y la voy a soltar afuera. Voy a recordar que las arañas atrapan insectos y moscas» o «voy a llamar a alguien que conozco que podría ofrecerme un trabajo mejor y preguntarle si puedo enviarle mi currículum». Escriba a continuación lo que decidió hacer:

....

....

....

....

....

....

¿Cómo lo hizo?

Ahora deberá reflexionar sobre lo que hizo y las consecuencias que tuvo. Para ayudarlo, a continuación le presentamos algunas preguntas que puede tener en cuenta:

- ¿Cómo le hizo sentirse? (Diga algo más específico que una cosa como «me asustó mucho».)
- ¿Cómo reaccionaron los demás ante su mayor capacidad para no sentir temor?
- ¿Siente que ahora tiene mayor control sobre su vida?
- ¿Puede ver otras ventajas en enfrentar sus miedos?
- ¿Ha comenzado a ampliar los límites de su zona de confort?
- ¿Debería haber controlado sus temores en el pasado?
- ¿Cómo podría esto haber afectado su vida?

Haga sus anotaciones aquí:

....
....
....
....
....
....

Paso 26   Fecha:

La dimensión del pensamiento de hoy es:

Tener conciencia.

Tener conciencia significa diferenciar lo correcto de lo incorrecto y actuar en consecuencia. La conciencia aporta la moral personal y la dimensión ética a su vida. Deberá escuchar la voz de su conciencia en todos los contextos sin importarle si le resulta conveniente o no.

Teniendo en cuenta esto, la tarea de hoy es escuchar y aplicar lo que su conciencia le dicte a cada momento. Esto aumentará el poder de su conciencia y lo ayudará a lograr lo que desee, y al mismo tiempo hará un poco mejor la vida de las personas que lo rodean. La tarea de hoy no requiere que modifique su moral o su ética, sólo busca garantizar que las aplique en todo lo que haga. Esto puede significar no hacer algo que normalmente haría o tal vez tomar un curso de acción totalmente nuevo.

Por ejemplo, podría significar:

- Asegurarse de que no se compromete de forma inadecuada para obtener una ventaja a corto plazo. ¿Realmente, necesita mentir en lugar de ser honesto?
- Proceder con los demás como le gustaría que procedieran con usted.
- Aplicar su moral y su ética de forma coherente con todos y en todas las situaciones.
- Tratar a alguien con más respeto. Podría ser alguien a quien llame por teléfono, como por ejemplo una persona de un centro de atención al cliente o alguien que conozca, como la actual pareja de su ex.

- No se base en un estereotipo para juzgar a los demás. Deje de lado sus prejuicios. ¡Son malos para usted, malos para la gente contra la que tiene prejuicios y malos para la sociedad!
- Tratar a todas las personas que conozca de forma equitativa. Esto incluye ser cortés, amable y razonable, ser firme, pero razonable, si la situación lo requiere.
- No estar tentado a hacer algo que sepa que está mal. ¿Realmente necesita saquear el armario de insumos de la oficina o hacer tantas llamadas personales desde su trabajo?

El próximo paso consiste en aplicar el dictado de su conciencia en todo su esplendor, así que elija una persona de la lista que confeccionó anteriormente en la página 182.

Persona elegida ....

Póngalo en práctica

Decida qué va a hacer para incrementar su conciencia. Por ejemplo, podría decirse: «Hoy no voy a hacerme cómplice de Ruth cuando comience a hablar mal de Álex. Le diré que lo que hace Alex es su problema y no me voy a poner a criticarlo todo el tiempo».

Escriba a continuación lo que decidió hacer:

....

....

....

....

....

....

....

Ahora vamos a ampliar su conciencia aplicándola a una de las situaciones de la lista que usted confeccionó anteriormente, en la página 183.

Situación elegida ....

Póngalo en práctica

Decida cómo va a aplicar hoy su conciencia. Por ejemplo, puede decirse: «Si mi ordenador deja de funcionar, no voy a perder la calma con la gente de soporte técnico. Trataré de entender que no es culpa de ellos que mi ordenador no ande, es un accidente», o bien: «Limpiaré lo que ensucie mi perro todas las veces, no sólo cuando piense que me están mirando». Escriba a continuación lo que decidió hacer:

....
....
....
....
....
....
....
....
....
....
....
....

¿Cómo lo hizo?

Ahora debe reflexionar sobre lo que hizo, las consecuencias que tuvo. Para ayudarlo, a continuación le presentamos algunas preguntas que puede tener en cuenta:

- ¿Cómo reaccionaron los demás ante su mayor conciencia?
- ¿Cómo le hizo sentirse?
- ¿Le faltó tener más conciencia en el pasado?
- ¿Qué fue lo que se perdió por esa razón?
- ¿Cuáles son los beneficios de actuar de este modo?

Haga sus anotaciones aquí:

....

....

....

....

....

....

....

....

....

....

....

....

Paso 27   Fecha:

La dimensión del pensamiento de hoy es:

La inteligencia emotiva.

La inteligencia emotiva es la habilidad de reconocer sus propias emociones y las de las personas que lo rodean. También es la capacidad de utilizar sus emociones y las de los demás para que sean una ayuda y no un obstáculo. Véalo como un termómetro y un mánager emocional.

La tarea de hoy consiste en aumentar su inteligencia emotiva. La idea es reprogramar su mente de tal modo que pueda visualizar sus emociones antes de que lo desborden. Esto no significa ser frío o calculador, es simplemente una forma de asegurarse de que sus emociones no se desboquen. También le permitirá experimentar todo el espectro de emociones, no quedarse fijado en lo habitual o sólo en una o dos. Para lograrlo, deberá calibrar minuciosamente su inteligencia emotiva.

Mucha gente está presa de sus hábitos y se ve forzada a experimentar sólo una estrecha gama de emociones, como enojo y desdicha. Las personas que suelen hacer dietas están especialmente atrapadas en una estrecha franja de emociones; ansiedad, infelicidad y culpa son el resultado inevitable de las dietas. Después de un tiempo, evidentemente, estas emociones negativas se arraigan tanto y se vuelven tan habituales que de la felicidad y el equilibrio no queda más que un lejano recuerdo. Sólo liberándose de esto se puede comenzar a disfrutar *realmente* la vida.

Un alto grado de inteligencia emotiva le permitirá volver a tomar el puesto de control. Las emociones juegan un papel muy importante porque, para empezar, hacen que valga la pena vivir la vida pero cuando toman el control de su mente, pueden destruir su felicidad.

Hoy, usted va a modificar su forma de pensar y de actuar para aumentar su inteligencia emotiva. Puede hacerlo del siguiente modo:

- Identifique las emociones. Trate de definir las emociones que sienten los demás cuando están a su alrededor y reaccione en consecuencia. Y deje de responder sólo en base a lo que los demás dicen o hacen. Mire más allá de sus palabras para encontrar significados más profundos. No tome a la gente al pie de la letra, deténgase y piense qué pueden estar sintiendo, no sólo qué están diciendo.
- Elimine la emoción de la situación. Si siente que una emoción está creciendo en su interior, no reaccione intempestivamente, haga algo mejor: ¡piense! Analice si lo que siente es algo justificado o si puede haber una explicación alternativa frente a la que podría reaccionar de otro modo, es decir, con una emoción diferente.
- En una situación dada o con una persona elija una forma alternativa de sentir. Una manera de hacerlo es modificando su respuesta. Por ejemplo, si siente enfado por la opinión de alguien, en lugar de fruncirle el ceño, sonríale. Muy pronto lamentará que esa persona tenga una mente tan limitada. Recuerde, *¡haga algo diferente!* Puede ser que no le resulte fácil al principio, pero usted ya ha dado pruebas de que puede cambiar.
- Cuando conozca a alguien, póngase en el lugar de la otra persona y reaccione de acuerdo con eso. Olvide su propio nerviosismo por un primer encuentro y pien-

se en la incomodidad que puede estar sintiendo la otra persona.

- Exprese sus emociones pero sólo cuando no vaya a hacer daño, no estalle delante de uno de sus colegas o algún miembro de su familia. Sólo exprese emociones negativas después de considerarlo cuidadosamente. Pregúntese si expresa sus emociones positivas lo suficiente; si se siente feliz o entusiasmado con algo, dígaselo a alguien.
- En lugar de estar siempre a la defensiva, adopte una postura más positiva o relájese. Por ejemplo, no está mal que admita que está nervioso aunque sea el jefe máximo. Admitir esas emociones permitirá que los demás sepan que usted también es un ser humano.

Ahora, vamos a poner en acción la inteligencia emotiva. Primeramente, deberá concentrarse en usted mismo para afinar su capacidad. Después podrá dirigirse a la persona elegida de la lista que confeccionó anteriormente en la página 182.

Comencemos por usted. ¿Qué va a hacer hoy para aumentar su inteligencia emotiva? (Puede ser que quiera elegir un ejemplo de la lista de la página 207, pero ¡por favor, sea creativo!) Por ejemplo, podría decirse: «Mantendré vigiladas mis emociones. Intentaré *no reaccionar sin pensar* ni salirme de mis casillas. Voy a identificar mis emociones y veré si puedo sentir una emoción diferente en lugar de la que siento». Escriba a continuación lo que decidió hacer:

....
....
....
....
....
....

Ahora, deberá incrementar su inteligencia emotiva utilizándola en una situación de la vida real con otra persona elegida de la lista que confeccionó en la página 182.

Persona elegida ....

Póngalo en práctica

¿Cómo va a usar su inteligencia emotiva para ampliar su relación con esa persona? Por ejemplo, puede decirse: «Intentaré dejar de estar a la defensiva en la reunión de equipo de hoy con Curtis. Soy nuevo, así que no pueden esperar que conozca todo a la perfección. Si es necesario, se lo recordaré. Veré si puedo observar las respuestas emocionales de Curtis y ver cómo cambian cuando yo deje de estar a la defensiva». Escriba a continuación lo que decidió hacer:

....

....

....

....

....

....

¿Cómo lo hizo?

Ahora debe reflexionar sobre lo que ha hecho. Para ayudarlo, a continuación le presentamos algunas preguntas que puede tener en cuenta:

- ¿Cómo le hizo sentirse?
- ¿Pudo tener una idea aproximada de cómo sus interacciones pueden estar determinadas por las emociones, las suyas propias y las de los demás?

- ¿Cómo reaccionaron los demás ante su mayor inteligencia emotiva?
- ¿Le faltó tener más inteligencia emotiva en el pasado y actuó como si llevara orejeras?
- ¿Qué otra cosa puede haberse perdido por esa razón?
- ¿Puede ver cuáles son las ventajas de mejorar su inteligencia emotiva?

Haga sus anotaciones aquí:

....
....
....
....
....
....
....
....
....
....
....
....
....
....

Paso 28   Fecha:

La dimensión del pensamiento de hoy es:

La inteligencia social.

La inteligencia social consiste en ayudar a los demás y a la sociedad en general. Véalo como una forma de expresar sus valores de una manera positiva y práctica.

Un sentido muy afinado de la inteligencia social ayuda a crear un sentimiento de *calidez* en su interior que elimina las emociones negativas. Esas emociones negativas pueden ser hábitos especialmente difíciles de romper. Aumentar la inteligencia social es un arma poderosa contra los malos hábitos. Y, como usted sabe, ¡los malos hábitos hacen que sufra de sobrepeso! Si los rompe, adelgazará.

La tarea de hoy consiste en aumentar su inteligencia social de manera desinteresada.

Ejemplos de esto pueden ser los siguientes:

- Ayudar a alguien. Si alguien necesita ayuda, ¿por qué no le da una mano? Puede ayudar a mudarse a un familiar o ayudar a un amigo a preparar una fiesta o una comida.
- Comprar con ética. Al hacer las compras, busque cosas que estén de acuerdo con sus ideas, como café o demás productos vendidos según las pautas del comercio justo (*Fair Trade*). En Navidad, compre tarjetas que sean a beneficio o de caridad. Busque en los comercios de caridad otras cosas que normalmente compraría, por ejemplo, lápices, velas o pequeños obsequios. ¿Por qué no compra en pequeños comercios de gente común en lugar de grandes comercios que se benefician con su dinero?

- Aprenda algo sobre un grupo minoritario o alguna *causa*. Busque campañas de colecta de fondos destinadas a conseguir dinero para gente enferma o desfavorecida. Piense en apoyarlos e incluso en tomar parte en una de sus campañas, como una caminata patrocinada.
- Haga algo por su comunidad local (aunque sea juntar basura). Probablemente, en algún lado haya algo que pueda reciclar, como zapatos viejos, móviles, ropa y hasta ordenadores.
- Plante un árbol en algún terreno. Y, mientras lo hace, ¿por qué no esparce algunas semillas de flores silvestres a su alrededor?
- Devuélvale algo a la sociedad sin pensar en el beneficio inmediato. Piense en la posibilidad de trabajar como voluntario en su tiempo libre, sólo una hora o dos por semana realmente valdrían la pena.
- Súmese a un grupo de defensa del medio ambiente o de los animales y ofrézcales su colaboración. Hay muchos de esos grupos, y siempre necesitan ayuda. ¿Por qué no contacta con ellos por teléfono y ve qué sucede?
- Ocúpese un poco más de algo cercano a sus valores sociales. Elija la temática que esté más cerca de su corazón y aprenda tanto como pueda sobre eso.

Ahora deberá poner en acción su inteligencia social, de modo que elija a una persona de la lista que confeccionó en la página 182.

Persona elegida ....

Póngalo en práctica

Decida qué va a intentar hoy con esa persona para ampliar su inteligencia social. Por ejemplo, puede decirse: «Voy a alentar a los niños a que recojan la basura camino de la escuela para que tomen conciencia del problema del medio ambiente». O bien: «Voy a dejar todas las manzanas que sobren de mi árbol en la puerta del frente con un cartel diciéndole a la gente que se sirva». Escriba a continuación lo que decidió hacer:

....

....

....

....

....

....

El siguiente paso consiste en poner en práctica la inteligencia social, aplicándola a una de las situaciones de la lista que confeccionó anteriormente, en la página 183.

Situación elegida ....

Póngalo en práctica

¿Cómo va a usar hoy su inteligencia social? Por ejemplo, puede decirse: «Esta noche, cuando vaya de compras, voy a elegir productos orgánicos o de comercio justo siempre que pueda» o «voy a llevar todo lo que pueda a los contenedores de reciclaje que están al final de la calle (a pie, así no consumo gasolina) en lugar de tirarlo en cualquier parte». Escriba a continuación lo que decidió hacer:

....

....

....

....

....

....

¿Cómo lo hizo?

Ahora debe reflexionar sobre lo que ha hecho. Para ayudarlo, a continuación le presentamos algunas preguntas que puede tener en cuenta:

- ¿Cómo reaccionaron los demás ante su mayor inteligencia social?
- ¿Cómo le hizo sentirse?
- ¿Le faltó tener más inteligencia social en el pasado?
- ¿Qué otra cosa puede haberse perdido?
- ¿Ésta es un área de su vida que podría desarrollar más?
- ¿Puede ver alguna otra ventaja en actuar de este modo?

Haga sus anotaciones aquí:

....

....

....

....

....

....

---| PUNTOS CLAVE |---

- ¡Lo hizo! Ha logrado romper la mayor parte, si no todos, los malos hábitos que durante años hicieron que sufriera de sobrepeso.

- De acuerdo con nuestra investigación, debería haber bajado alrededor de tres a cuatro kilos desde que comenzó el método de la no dieta.

- La fase cuatro se dirigió a los hábitos que regían su forma de pensar. Desde que empezó el método de la no dieta atacó exitosamente los malos hábitos que regían su forma de hacer las cosas, su forma de comportarse y su manera de pensar. En efecto, usted era prisionero de esos hábitos que le impedían realizar su sueño de bajar de peso.

- El grado concreto en que bajó de peso indica cómo de bien se las arregló para romper sus más intransigentes malos hábitos.

- Una cosa es cierta: usted ya no estará condicionado por sus hábitos ni será prisionero de su pasado. Ya no está encerrado en un círculo vicioso de dietas y fracasos.

- Continuará bajando de peso durante muchas semanas y meses más hasta que aparezca su peso ideal y saludable. Pero, finalmente, la pérdida de peso podría estancarse a menos que consolide su progreso. La fase cinco del programa fue pensada para eso.

| capítulo diez | Fase cinco: obtenga lo que desea, su peso ideal |

Un hábito es un hábito, no es para que un hombre lo tire por la ventana, sino para que lo persuada amablemente de ir descendiendo poco a poco.

MARK TWAIN

Tenemos grandes novedades para usted. Ya es un practicante consumado de la *no dieta*. ¡Nunca tendrá que volver a hacer dieta! Ha llegado al punto en que continuará bajando de peso por sí solo hasta que surja su figura ideal y saludable. El hambre, la ansiedad y la depresión por la dieta no son para usted. Esperamos que esté de acuerdo en que el secreto de bajar de peso reside en abandonar el hábito de hacer dieta.

A estas alturas, en un libro de dieta convencional, los autores estarían haciéndole serias advertencias sobre los peligros de volver a las antiguas formas de subir de peso. Le estarían anunciando la noticia de que deberá permanecer a dieta el resto de su vida. Como obsequio ocasional, le sería permitido un bocado de semillas de calabaza o, tal vez, un pequeño bizcocho seco, bajo en calorías. Y esto sería para toda su vida a partir de este momento. No les importa si hacer dieta lo deprime.

Como ha visto, el método de la no dieta no le produce ansiedad ni depresión, ni provoca irresistibles ansias de comer.

Como consecuencia, no necesitamos hacerle advertencias para que no vuelva atrás. Ni tampoco intentaremos venderle un libro de recetas. El método de la no dieta es el único programa para bajar de peso que necesita.

Lo que más sorprende a la gente del método de la no dieta es que continúa funcionando mucho después de haber completado los 28 pasos iniciales del programa. De hecho, es ahí donde sigue funcionando sin parar. Con el método de la no dieta, lo que logró adelgazar hasta ahora es sólo el comienzo, ya que ha logrado romper una masa crítica de hábitos. Esto le dará a su fuerza de voluntad el espacio que necesita para ayudarlo a lograr adelgazar como ansía. Una vez más, es su mente la que tiene el control, no sus hábitos. Ya ha adoptado la forma de ver las cosas de la persona delgada. Esto garantiza que seguirá bajando gradualmente de peso hasta llegar al peso saludable para su propio cuerpo. La fase cinco alienta este proceso y se ajusta minuciosamente a su capacidad para romper con los hábitos. Pero ya veremos más sobre esto muy pronto.

Bajar de peso

Si nuestros clientes y nuestras pruebas clínicas son de fiar, usted ya debería haber bajado alrededor de 3,5 kilos de peso. El verdadero grado en que bajó de peso indica cómo se las ha arreglado para romper sus más intransigentes malos hábitos. Quédese tranquilo, haya bajado más o menos peso que el promedio, es casi seguro que va a continuar bajando de peso. Para alguna gente es más fácil romper los hábitos que para otra. En la práctica, esto significa que hay diferencias en cuánto baja de peso una persona y otra. Alguna gente hace enormes progresos con el método de la no dieta. Otros tienen que trabajar un poco más a fondo para romper los hábitos y lograr el mismo resultado. De modo que, por favor, recuerde, ¡usted no falla en el método de la no dieta!

Beth, una de nuestras clientas, se convirtió en muchos aspectos en una típica seguidora de la *no dieta*. Con treinta y cinco años había pasado la mayor parte de sus últimos quince años bajando y volviendo a subir de peso por culpa de las dietas. ¿Y el resultado? Con 1,65, pesaba 79,5 kilos, alrededor de 14,5 kilos más que lo ideal. Evidentemente, todas las dietas que había probado fallaron. Desde la baja en calorías hasta la rica en fibras, desde la baja en hidratos de carbono hasta la baja en grasas, cada uno de los regímenes para bajar de peso que Beth había probado sólo había garantizado que a largo plazo volvía a engordar más aún.

Al término de la fase cuatro del método de la no dieta, Beth estaba encantada. Había bajado dos kilos... un éxito más bien modesto, estará pensando. Después de todo, es el margen inferior de la proporción de pérdida de peso que promete el método de la no dieta. Pero Beth, de todos modos, estaba muy contenta consigo misma.

«Decidí dejar de hacer dieta yo sola —nos contó—. Pero decidí darle una oportunidad al método de la no dieta. Pensé que parecía fácil y divertido, y que no podía hacerme mal. Pensé que iba a fallar pero bajé de peso y aún sigo adelgazando. Esto es lo importante para mí. Me da esperanza. Sé que puedo volver a ser delgada nuevamente. Puede llevarme mucho más tiempo que a mucha otra gente que sigue el método de la no dieta, pero sé que puedo hacerlo. Creo que llegar a mi peso ideal va a llevarme otros seis meses. ¡Qué diablos! Sentir el perfume de las flores en el parque, tomar un camino diferente para ir al trabajo y profundizar en mi relación con mi pareja no son cosas difíciles de hacer. Si continúo bajando 0,5 kilos por semana haciendo cosas de ese tipo, ¡estaré más que feliz!»

Tres meses después de hablar con nosotros, Beth aún continuaba bajando de peso, lentamente pero con seguridad. Para cuando comenzó la primavera había adelgazado 7,2 kilos. Cuando cogió sus vacaciones de verano había adelgazado 9,5 kilos.

«¡Por primera vez en prácticamente diez años no me siento como una ballena encallada en mis vacaciones! —nos dijo—. Quisiera adelgazar unos seis o siete más. Me llevará otros pocos meses, pero puedo esperar.»

Beth continúa bajando de peso sin detenerse y sabe que bastante pronto logrará la figura que desea. Esperamos que su experiencia del método de la no dieta sea aún mejor que la de Beth. Puede parecerle una tontería que ella estuviera tan contenta. Después de todo, apenas logró bajar de peso lo mínimo que logran bajar típicamente nuestros seguidores de la *no dieta*. Pero esto permite ver otra diferencia fundamental entre el método de la no dieta y las dietas basadas en la alimentación: hace que se sienta feliz y mejora su autoestima. Ella asumió la configuración mental de una persona delgada y está decidida a conservarla.

¡Vigile los hábitos!

Si ha llegado hasta aquí, es porque, al igual que Beth, habrá adoptado la forma de ver las cosas de una persona delgada. Pero los malos hábitos son solapados como la peste. Volverán a su vida sin que se dé cuenta si usted los deja. La fase cinco está destinada a impedirlo. Es un simple conjunto de herramientas que puede utilizar en su vida cotidiana para impedir que reaparezca su vieja red de hábitos negativos. Muy rápidamente, va a comenzar a utilizar con naturalidad estas herramientas sin siquiera darse cuenta de que lo está haciendo.

La fase cinco difiere un poco de las cuatro fases previas del programa del método de la no dieta. No es un programa que avance día a día (o paso a paso). En cambio, contiene una serie de tareas simples que deberá hacer cada tanto. Idealmente, algunas deberían hacerse todos los días. Otras alrededor de una vez al mes. La frecuencia concreta no es crítica. Si se le pasa un día (o incluso una semana) no tiene por qué preocuparse. Pero trate de hacer las tareas con la frecuencia recomendada.

En una primera instancia, puede ser una buena idea llevar un diario o calendario para acordarse de utilizar el conjunto de herramientas para romper los hábitos. También le permitirá mantener un registro de la frecuencia con la que las usa.

Por favor, recuerde que el objetivo es incorporar la capacidad de romper los hábitos a su vida diaria. Si cumple las tareas de manera regular y coherente, estará seguro de mantener lo que adelgazó y de continuar adelgazando hasta llegar a su peso ideal. Y cuanto más practique, mejor le irá.

En síntesis, en la fase cinco le pedimos que

- Mantenga vigilados los malos hábitos utilizando el detector de hábitos del método de la no dieta. Puede hacerlo todos los meses.
- Continúe rompiendo los malos hábitos aumentando constante y sutilmente su flexibilidad mental y de comportamiento. Deberá disponerse a hacer esto todos los días.
- Continúe ampliando su personalidad en áreas fundamentales como la capacidad de darse cuenta y el equilibrio. Una vez más, deberá disponerse para esto también todos los días.

Tareas diarias

Pensar es el arma principal contra los hábitos. Si piensa activamente en lo que está haciendo (sea lo que fuere), los malos hábitos no podrán volver a instalarse en su vida y tomar el control. Entonces, nos gustaría que todos los días:

- Piense durante un rato sobre una dimensión del pensamiento diferente, como la conciencia o la capacidad de no sentir temor. Hicimos algo similar en la fase dos.
- Explore diferentes áreas de la personalidad, tales como ser asertivo–no asertivo, o calmado/relajado-enérgico/dinámico. Hicimos algo similar en la fase dos.

Dimensiones del pensamiento

A partir de ahora, queremos que cada día piense cuidadosamente durante unos minutos en una *dimensión del pensamiento* diferente, como darse cuenta o no sentir temor. Una dimensión del pensamiento es simplemente una forma de pensar. Por ejemplo, el equilibrio y asumir la responsabilidad son dos dimensiones del pensamiento. Entonces, queremos que aplique esta dimensión del pensamiento a la forma en que reacciona ante los demás y en diferentes situaciones. Para refrescar su mente sobre este concepto, puede serle útil leer la introducción a la fase cuatro.

A estas alturas puede que se sienta un poco intimidado. En la fase cuatro, usted aplicó cada dimensión del pensamiento a una persona y situación específicas. Puede parecer mucho más fácil que aplicarla a lo largo de todo el día. No se preocupe. Obviamente, nos gustaría que aplicara estas dimensiones a la perfección pero comprendemos que nadie es perfecto, nosotros tampoco. Algunas veces no lo logrará. Es importante que recuerde que lo que cuenta es intentarlo. Cada vez que haga el intento, incluso si *fracasa*, mejorará. El objetivo no es ser un santo, sino ir progresando poco a poco. Tampoco tiene que obsesionarse con esto. Cada paso que dé desde ahora garantizará que vaya incorporando la forma de ver las cosas de la persona delgada que ha descubierto recientemente, incluso si falla en ponerlo en práctica a la perfección a lo largo de todo el día. Y eso es lo que garantizará que permanezca siempre delgado.

Las cinco dimensiones del pensamiento que quisiéramos que aplique son:

1. **Darse cuenta:** del entorno, de usted mismo y de las consecuencias de sus pensamientos y acciones.
2. **Asumir la responsabilidad:** aceptando su propia responsabilidad sobre usted mismo, sus decisiones y su vida, sin importar cuán difícil sea la situación.
3. **Equilibrio:** equilibrar el esfuerzo que dedica a una tarea y a su importancia, y administrarlo.
4. **No sentir temor:** tomar decisiones y actuar sin miedo.
5. **Conciencia:** tomar en consideración que lo que cree es correcto y moral y entonces actuar en consecuencia.

Si desea mayor orientación, ¿por qué no vuelve a la fase cuatro o le echa una mirada al capítulo cuatro: La ciencia de *hacer algo diferente*.

Obtenemos lo mejor de nuestra vida cuando nuestros pensamientos y nuestro comportamiento están guiados por esas cinco dimensiones del pensamiento (también se las llama *constancias* en la *FIT Science*). Idealmente, se comportará siempre de manera flexible, con buena conciencia, dándose cuenta de las cosas, asumiendo su responsabilidad y sin sentir temor mientras se asegura de que su vida está equilibrada. Esto es lo ideal. La fase cinco apunta a hacerlo avanzar hacia ese objetivo. Lo logrará del siguiente modo:

Cada día elija una dimensión del pensamiento y aplíquela cuando surja la oportunidad apropiada.

Explore su personalidad

También nos gustaría que cada día mantenga los hábitos a distancia explorando y ampliando diferentes facetas de su personalidad. Si regresa mentalmente a la fase dos, recordará que cada día iba empujando las fronteras de su personalidad. Valdría la pena que vuelva a leer esa sección para refrescar ese concepto en su mente.

La idea era ampliar su flexibilidad de comportamiento. Por ejemplo, si normalmente es introvertido, le pedíamos que se comportara como una persona más extravertida. En la fase cinco queremos que haga algo similar todos los días.

Los aspectos de su personalidad que deberá explorar son los mismos que en la fase dos:

- Asertivo-no asertivo.
- Calmado/relajado-enérgico/dinámico.
- Terminante-flexible.
- Espontáneo-sistemático.
- Introvertido-extravertido.
- Convencional-no convencional.
- Centrado en lo individual-centrado en lo grupal.

Estas áreas de la personalidad son conocidas como dimensiones del comportamiento. Ahora queremos que evalúe estas dimensiones. Luego, le pediremos que calcule cuánto ha aumentado su flexibilidad durante el mes pasado. Después de esto le mostraremos cómo aumentar su flexibilidad de comportamiento aún más. Nuestra investigación demuestra que la mayoría de las personas necesitan aumentar su flexibilidad un poco más si desean incorporar permanentemente sus formas de romper con los hábitos.

Calcule su flexibilidad de comportamiento

Observe la siguiente lista de siete dimensiones del comportamiento y luego asígnese una puntuación entre cero y diez. Por ejemplo, si es capaz de ser extremadamente asertivo y extremadamente no asertivo, según lo requiera la situación, su puntuación será la máxima, es decir, diez. Si siente que puede comportarse de un solo modo, su puntuación será uno. La puntuación de su flexibilidad de comportamiento refleja su capacidad para ajustar su comportamiento para obtener lo mejor de la vida.

Deberá proponer tres puntuaciones con un máximo de diez para cada dimensión, una para antes de comenzar el programa, otra para cómo es usted ahora y otro para cómo desea ser. Para hacerlo sólo necesita responder a estas tres preguntas:

1. ¿Cómo era de flexible al comenzar el método de la no dieta? Diez es el máximo de flexibilidad en todas las situaciones, mientras que uno significa muy poca flexibilidad. Escriba esta puntuación en la columna *Al principio*.
2. ¿Cómo es ahora de flexible? Deberá asignarse nuevamente una puntuación sobre un máximo de diez. Escriba su puntuación en la columna *Ahora*.

3. ¿Cuál es su meta? ¿Es diez o tal vez menos? Sea realista, pero también recuerde que para lograr todo su potencial necesitará extenderse un poco. Escriba esta puntuación en la columna *Meta*.

	Al principio	Ahora	Meta
Asertivo-no asertivo	....	....	....
Calmado/relajado-enérgico/dinámico	....	....	....
Terminante-flexible	....	....	....
Espontáneo-sistemático	....	....	....
Introvertido-extravertido	....	....	....
Convencional-no convencional	....	....	....
Centrado en lo individual-centrado en lo grupal	....	....	....
Total	....	....	....

Sume las puntuaciones de cada columna y escríbalas en los espacios del *Total*.

Para ampliar su flexibilidad, tendrá que incrementar su puntuación de *Ahora* hasta llegar a diez en cada dimensión. Queremos que se fije un objetivo elevado. Si su *Meta* es muy inferior a diez para cada dimensión (y su total general es muy inferior a 70), deberá preguntarse por qué no se esfuerza más.

Aumente su flexibilidad de comportamiento

Para aumentar su puntuación, deberá aumentar la gama de comportamientos con los que se siente confortable. Como puede imaginar, para lograrlo deberá *hacer algo diferente*. Todos los días deberá intentar ampliar su gama de comportamientos actuando de manera diferente con una persona y reaccionando de manera diferente (pero apropiada) frente a una situación.

Actúe de manera diferente con alguna persona

Elija a alguien. Puede ser un amigo, un colega o incluso alguien que le desagrade mucho. La decisión es suya. Deberá actuar de manera diferente con esa persona cuando la situación lo requiera. Alternativamente, si su relación con alguien sigue una rutina dada, o si está involucrado en un conflicto o en un *choque de persona-lidades*, puede ser un buen momento para probar un enfoque diferente. Puede que valga la pena que vuelva a leer las páginas 113 a 141 de la fase dos para buscar algunas ideas sobre la forma en que puede alterar su comportamiento. Recuerde, a largo plazo su objetivo es ampliar su flexibilidad con todos. Aunque al principio concentre su atención en una persona en especial, con el correr del tiempo deberá ampliar su flexibilidad a todos.

Reaccione de manera diferente ante una situación

Ahora elija una situación. Puede ser una que le ocasione estrés, que lo enfade, que le genere frustración o tal vez que lo ponga feliz y contento. De nuevo, la elección es suya. Ahora deberá intentar comportarse de manera diferente a como haría nor-malmente. Su objetivo es optimizar su flexibilidad para op-timizar el beneficio que obtiene.

La meta es sacar lo mejor de las situaciones en lugar de reac-cionar sólo por costumbre. Puede que valga la pena que vuel-va a leer las páginas 113 a 141 de la fase dos para buscar algunas ideas sobre la forma en que puede alterar su compor-tamiento. Al principio, puede concentrar sus esfuerzos en una situación en particular, pero su objetivo a largo plazo deberá ser optimizar su flexibilidad todo el tiempo. Y recuerde, bus-que lo mejor, ¡no siga el hábito!

NUNCA SE RINDA

Si sigue el método de la no dieta, de acuerdo con nuestra investigación, podemos prácticamente garantizarle que bajará de peso satisfactoriamente. Pero si deja de bajar de peso o si baja menos de lo que esperaba, no se desespere. Aquí están las razones, y las soluciones.

NUNCA SE RINDA

Lo que adelgazó al principio no fue nada espectacular
el método de la no dieta es un fuego lento. Bajar de peso lleva tiempo. Si usted la abandonó porque progresaba menos de lo que esperaba, por favor, dese una segunda oportunidad. Pensamos que a largo plazo no se sentirá decepcionado. Hemos estudiado alrededor de mil personas durante nuestra investigación. Nuestros clientes adelgazan entre 0,5 kilos y un kilo por semana. Pero este promedio abarca un amplio espectro. Muchos de nuestros clientes bajan más que el promedio, mientras que otros bajan sólo 1,5 kilo por mes. Sin embargo, si lo proyecta a tres meses o seis meses, se trata de una cantidad de kilos bastante grande.

Mucha gente pasa años en el yoyo de las dietas, así que aunque usted haya bajado *sólo* un poco de peso durante los primeros 28 pasos del programa, estará muy por delante de las personas que siguen en ese yoyo.

No se está comportando de manera suficientemente diferente
Algunas veces, las personas que siguen el método de la no dieta encuentran difícil salir de su zona de confort. Esto es comprensible. Sus hábitos son agradables, tibios y confortables, así que puede ser difícil dejarlos atrás. Nuestro programa se basa en hacer cambios pequeños y progresivos paso a paso. No importa lo que haga o en qué medida cambie. Lo que garantizará que baje de peso es el proceso de *hacer algo diferente*. Pero tiene que salir de su zona de confort. Si siente un estremecimiento de excitación, una ligera incomodidad o está un poco nervioso, probablemente, lo haya entendido correctamente. Para lograrlo no tiene que aterrorizarse

ni hacer de esto algo más grande de lo que es, grandes saltos en la oscuridad. Simplemente, tiene que dar pequeños pasos progresivos hacia adelante.

Estos cambios son esenciales para romper los hábitos. Si lo logra, va a bajar de peso. Así que es esencial que salga de su zona de confort.

Como la mayor parte de las cosas en la vida, obtendrá del método de la no dieta tanto como ponga de su parte. Y desde cualquier ángulo que lo mire, el programa es más fácil que el recuento de calorías o de hidratos de carbono, o que internarse en las tablas de índice glucémico (GI) o carga glucémica (GL), o sufrir la ansiedad y la depresión asociadas a las dietas de alimentación. Entonces, por favor, continúe con el programa.

¿Le preocupa qué van a pensar los demás?

Muchos seguidores de la *no dieta* al principio se preocupan por las reacciones de los demás cuando comiencen el programa y empiecen a comportarse de manera diferente. Esto puede ser un gran obstáculo para su progreso. Muchos de nuestros hábitos y comportamientos en parte se mantienen fijos por culpa de los demás. Ellos esperan que nos comportemos de la misma manera de siempre y entonces lo hacemos. No deje que esta actitud le impida probar cosas nuevas. ¿Por qué no prueba a ponerlos de su parte? Hable con ellos sobre el programa y dígales qué espera lograr. ¿Por qué no les explica que es la mejor posibilidad que tiene de obtener lo que desea? Una vez que se den cuenta de que el método de la no dieta lo ayudará a bajar de peso y a ser más feliz y saludable, estamos seguros de que van a apoyarlo.

Nunca se sabe, hasta puede ser que quieran probarlo ellos mismos. ¿Por qué no alienta a sus amigos y a su familia a seguir el método de la no dieta? Obtendrá resultados mucho mejores del programa si lo hace con otros. Y mientras tanto, ¿por qué no organiza un club del método de la no dieta por su cuenta?

En síntesis

- Elija cada día una persona y una situación diferentes, y compórtese de manera diferente.

- Todos los meses deberá volver a evaluar su puntuación de flexibilidad de comportamiento. ¿Por qué no lo anota en su agenda ahora mismo?

Tareas mensuales

Lo más importante que puede hacer cada mes para mantenerse delgado es vigilar los hábitos. Los hábitos negativos tienen una forma odiosa de volver a aparecer en su interior. Si completó las primeras cuatro fases del método de la no dieta, a la red de hábitos negativos le llevará muchos meses restablecerse. Pero sus hábitos volverán a instalarse a menos que usted se mantenga alerta. Nunca se puede eliminar totalmente a los hábitos (y recuerde que también hay algunos que presentan ventajas). El objetivo es simplemente asegurarse de que no controlen su vida. De modo que tan pronto como note un hábito, lo mejor será romperlo ahí mismo. Cuando son nuevos, aún son vulnerables y fáciles de destruir. Cuanto más tiempo los deje, más fuertes se van a volver. Para mantenerlos bajo control, deberá trabajar con el detector de hábitos de la página 236 todos los meses. Le llevará sólo unos minutos.

Puede ser que algunas veces le resulte un poco difícil detectar sus propios hábitos. Para solucionar este problema, puede ser una buena idea que consiga a alguien que lo ayude a detectarlos por usted. Incluimos un detector de hábitos suplementario para que lo complete un amigo o su pareja. Es probable que le resulte verdaderamente revelador.

Prepárese a detectar hábitos

Antes de hacer su primera ronda de detección de hábitos necesitará una pequeña preparación. Sólo necesitará hacerlo una vez pero siéntase libre de hacerlo cuantas veces lo desee. Después de todo, cuanto mejor lo incorpore, más flexible se volverá y más bajará de peso.

Lo primero que tiene que hacer es aprender cómo notar los hábitos de los demás. Es infinitamente más fácil (y más divertido) comenzar observando a los demás que observarse uno mismo. Puede pasar fácilmente horas espiando los hábitos de los demás. Y puede estar prácticamente seguro de que no son conscientes de ellos. Es probable que muy pronto note que hay una relación directa entre los hábitos de alguien y su peso. ¡Cuanto más dependan de sus hábitos, más sufrirán de sobrepeso! Muy pronto estará observando los hábitos de los demás cada vez que tenga unos minutos libres.

También notará que entran en siete amplias categorías:

- **Hábitos del pensamiento:** pueden ser fuertes actitudes, tendencias, prejuicios y reacciones. Pensamientos automáticos, como: «Tiene el cabello largo y un *piercing* en la nariz, debe de ser raro», son ejemplos de hábitos del pensamiento que reflejan una mentalidad cerrada.
- **Hábitos del pasado:** un buen ejemplo es la automaticidad, reaccionar y responder siempre sin pensar en absoluto. Guardar rencor, utilizar el pasado para justificar el presente y repetir los mismos errores una y otra vez son hábitos del pasado. Sabemos de una chica que casi no podía tolerar que otra chica fuera a la escuela con una cartera idéntica a la que ella usaba... ¡veinticinco años antes! Así que supere los hábitos del pasado, deje que pasen.

- **Hábitos de relación:** comprenden la forma en que usted interactúa con los demás. Por ejemplo, buscar siempre la confrontación o ser siempre pasivo en lugar de reaccionar de la manera más efectiva posible es un hábito de relación. Tener continuamente alta o baja estima por los demás es otro. De modo que si usted acosa constantemente a otra persona y esa persona no hace lo que usted quiere, ¿por qué no deja de echarle la culpa? Es hora de que *usted* deje de acosarla e intente algo diferente.

- **Hábitos de estrategia:** comprenden la rigidez, o usar siempre las mismas soluciones o soluciones similares para resolver problemas diferentes. Los hábitos de estrategia también incluyen postergar continuamente tareas hasta el último momento o pasarles siempre los problemas a los demás en lugar de ocuparse uno mismo.

- **Hábitos del ego:** incluyen hábitos relacionados con poder, el estatus y el territorio. Por ejemplo, el jefe que insiste en que sus subordinados se refieran a él de determinada manera o los ejecutivos que quieren que aparezca su nombre en la puerta y que les asignen un espacio especial para estacionar sólo están demostrando que se encuentran atrapados en su red de hábitos. Si usted tiene hábitos que sólo existen para mostrar su poder o para marcar su territorio, puede ser hora de dejarlos de lado y *hacer algo diferente.*

- **Hábitos personales:** incluyen idiosincrasias, irritaciones y molestias. Todos nos damos cuenta de cuando otros tienen *caprichos*, pero por lo general no somos conscientes de los propios. Puede intentar observarse a usted mismo en un vídeo. Conocemos gente que lo ha hecho y estaba pasmada por lo irritantes que eran sus risitas o incómoda por la frecuencia con que repetía *¿sabes?*

- **Hábitos de perspectiva:** incluyen la incapacidad de priorizar, por ejemplo, dedicar demasiado tiempo a los detalles y no lo suficiente a las tareas más importantes. Muchas veces los miedos irracionales también pueden surgir de hábitos de perspectiva. Tener terror a pasar por tonto es resultado de la idea irracional de que todos están mirándonos. ¡No es así!

Detectar hábitos en los demás

Ahora deberá utilizar un poco de tiempo para vigilar los hábitos de los demás. Es probable que todos entren en una de las categorías que acabamos de definir. Donde sea que encuentre gente, encontrará hábitos. Y cuanto más practique observando hábitos, más fácil le será notar los suyos propios. Es algo bastante adictivo.

Haga una lista de los hábitos que detectó en otras personas:

Hábitos del pensamiento
¿A quién está observando? ....
¿Qué notó?

....
....
....
....

Hábitos del pasado
¿A quién está observando? ....
¿Qué notó?

....
....
....
....

Hábitos de relación

¿A quién está observando? ....

¿Qué notó?

....

....

....

....

Hábitos de estrategia

¿A quién está observando? ....

¿Qué notó?

....

....

....

....

Hábitos del ego

¿A quién está observando? ....

¿Qué notó?

....

....

....

....

Hábitos personales

¿A quién está observando? ....

¿Qué notó?

....

....

....

....

Hábitos de perspectiva
¿A quién está observando? ....
¿Qué notó?

....

....

....

....

Recuerde, sólo necesita hacer esta preparación una vez, pero puede hacerla libremente todas las veces que quiera.

Detecte sus propios hábitos

Después de pasar un tiempo detectando los hábitos de los demás, estará listo para apuntar el detector hacia usted mismo. Muchos hábitos serán bastante obvios y sabrá que los tiene. ¡Ya es hora de que los enfrente y los ataque!

Por otra parte, hay una cantidad de hábitos que son inconscientes y están profundamente enraizados. Para ayudarlo a dirigir su atención hacia esos hábitos, hemos desarrollado el *detector de hábitos* del método de la no dieta. Lo encontrará a continuación. Trate de ser lo más honesto que pueda cuando responda las preguntas del *detector de hábitos*. Si no enfrenta sus hábitos, no podrá atacarlos de manera efectiva.

Muchas veces es más fácil para los demás detectar los hábitos más arraigados en usted. Amigos, familiares y colegas notarán cosas en usted que estuvieron frente a sus narices durante años sin que pudiera notarlas. Así que, después de completar el primer detector de hábitos en la próxima página, deberá pedirle a un amigo cercano o a su pareja que complete el segundo cuestionario, que está inmediatamente a continuación del primero. Si es una persona honesta, lo ayudará a descubrir los hábitos que usted no sabe que tiene. ¡Anímelos a ser despiadadamente francos!

El detector de hábitos del método de la no dieta: usted mismo

Responda a las siguientes preguntas lo más honestamente posible:

¿Con cuánta frecuencia...?

	Siempre	Con frecuencia	Algunas veces	Nunca
¿... escucha a los demás con empatía y comprensión?				
¿... hace algo malo para usted?				
¿... cambia el lugar en el que se sienta en las comidas?				
¿... dice cosas sin pensar?				
¿...s e da otra oportunidad en algo en lo que no es muy bueno?				
¿... se sienta en el mismo lugar para ver la televisión?				
¿... intenta aprender algo nuevo?				
¿... se viste con el mismo estilo de ropa?				
¿... prueba un lugar nuevo para ir a tomar algo o a comer?				
¿... desecha las ideas o sugerencias de los demás?				
¿... sugiere formas de hacer la vida más interesante?				
¿... dice que la vida es aburrida?				

¿... recuerda pensar?				
¿... desayuna lo mismo?				
¿... busca nuevos desafíos en su vida?				
¿... expresa la misma opinión repetidamente?				
¿... cambia el periódico que lee?				
¿... ve un programa regular de televisión?				
¿... hace algo que sorprende a los que lo rodean?				
¿... compra cosas en las mismas tiendas?				
¿... le resulta fácil olvidar las cosas negativas que los demás le hicieron en el pasado?				
¿... vuelve al mismo lugar de vacaciones?				
¿... cambia su círculo de amigos?				
¿... hace las mismas cosas los mismos días o las mismas noches?				
¿... intenta conocer gente que lo inspire y le plantee un desafío?				

El detector de hábitos del método de la no dieta: otra persona

Ahora pídale a alguien que lo conozca bien que responda las siguientes preguntas. Dígale que sea honesto...

Responda las siguientes preguntas sobre .... (nombre)

¿Con cuánta frecuencia...?	Siempre	Con frecuencia	Algunas veces	Nunca
¿... escucha a los demás con empatía y comprensión?				
¿... hace algo malo para sí mismo?				
¿... cambia el lugar en el que se sienta en las comidas?				
¿... dice cosas sin pensar?				
¿... se da otra oportunidad en algo en lo que no es muy bueno?				
¿... se sienta en el mismo lugar para ver la televisión?				
¿... intenta aprender algo nuevo?				
¿... se viste con el mismo estilo de ropa?				
¿... prueba un lugar nuevo para ir a beber algo o a comer?				
¿... desecha las ideas o sugerencias de los demás?				
¿... sugiere formas de hacer la vida más interesante?				
¿... dice que la vida es aburrida?				
¿... recuerda pensar?				
¿... desayuna lo mismo?				
¿... busca nuevos desafíos en su vida?				

¿... expresa la misma opinión repetidamente?				
¿... cambia el periódico que lee?				
¿... ve un programa regular de televisión?				
¿... hace algo que sorprende a los que lo rodean?				
¿... compra cosas en las mismas tiendas?				
¿... le resulta fácil olvidar las cosas negativas que los demás le hicieron en el pasado?				
¿... vuelve al mismo lugar de vacaciones?				
¿... cambia su círculo de amigos?				
¿... hace las mismas cosas los mismos días o las mismas noches?				
¿... intenta conocer gente que lo inspire y le plantee un desafío?				

Puntuación

Hábitos detectados por usted mismo

Asignar una puntuación con el detector de hábitos no es tan difícil como parece. Verá que en el detector de hábitos hay ítems que están sombreados y otros que no lo están.

- Las preguntas de los casilleros no sombreados marcan *hábitos negativos*.
- Las preguntas de los casilleros sombreados marcan *hábitos positivos*.

Asigne a los ítems negativos (no sombreados) una puntuación de cero a tres. Es decir:

0 para *nunca*   2 para *con frecuencia*
1 para *algunas veces*   3 para *siempre*

Ahora sume esos puntos, lo que le dará un valor entre 0 y 36. Escriba aquí su puntuación total de hábitos negativos: ....

Ahora tiene que asignar una puntuación a los ítems positivos, los sombreados. También deberá asignarles una puntuación de cero a tres. Es decir:

3 para *nunca*   1 para *con frecuencia*
2 para *algunas veces*   0 para *siempre*

Ahora sume esos puntos, lo que le dará un valor entre 0 y 39. Escriba aquí su puntuación total de hábitos positivos: ....

Ahora sume los puntos negativos y los positivos (sombreados y no sombreados).

Escriba aquí su puntuación total: ....

¿Cómo lo hizo?

Cuanto más alta sea su puntuación total, más dependiente de los hábitos es usted. Si su puntuación fue:

Entre 0 y 25

¡Muy bien! No tiene muchos hábitos negativos y los hábitos que tiene son en su mayoría positivos. Esperamos que haya llegado a este feliz estado como resultado de cumplir el método de la no dieta. También esperamos que continúe utilizando nuestras herramientas para romper los hábitos diaria y mensualmente. Además, suponemos que ha bajado de peso más que la media.

Entre 26 y 50

Está en la línea fronteriza y necesita hacer una cuidadosa autovigilancia. Tiene algunos hábitos negativos de más y no tiene suficientes buenos hábitos. Si no se saca de encima algunos de los malos hábitos, encontrará que no baja mucho más el peso que le sobra. Por favor, continúe siguiendo los principios de este libro y estará en el camino correcto para ser menos dependiente de los hábitos y también para bajar de peso.

Entre 51 y 75

¡Usted es una máquina de hábitos humana y tiene que hacer algo pronto! Si siguió el programa de este libro, dudamos que de verdad haya obtenido una puntuación tan alta. Suponemos que ha respondido al detector de hábitos antes de seguir el programa. Está bien, probó algo: necesita seguir urgentemente el programa *Haga algo diferente*.

Sin embargo, si realizó las fases uno a cuatro, le recomendamos que vuelva a hacer el programa. En todo caso, dudamos que haya bajado demasiado de peso. El peso que pierde al cumplir el programa refleja cuántos malos hábitos rompe. Al volver a hacer el programa, le resultará más fácil seguir el camino para adelgazar. Por favor, recuerde, usted no falló, descubrió algo muy profundo acerca de usted mismo. Ahora puede darle un buen uso a este nuevo conocimiento profundo. Por favor, vuelva a hacer nuestro programa y se asombrará de cómo adelgaza.

Hábitos que detectó un amigo, su pareja o un familiar

Nuevamente, verá que hay ítems positivos y negativos en el detector de hábitos.

- Las preguntas de los casilleros no sombreados marcan *hábitos negativos*.
- Las preguntas de los casilleros sombreados marcan *hábitos positivos*.

Ahora deberá asignar una puntuación a sus respuestas. Asigne a los ítems negativos (no sombreados) una puntuación de cero a tres. Es decir:

0 para *nunca*   2 para *con frecuencia*
1 para *algunas veces* 3 para *siempre*

Ahora sume esos puntos y obtendrá un valor entre 0 y 36. Escriba aquí su puntuación total de hábitos negativos: ....

Ahora tiene que asignar puntos a los ítems positivos, los sombreados. También deberá asignarles una puntuación de cero a tres. Es decir:

3 para *nunca*   1 para *con frecuencia*

2 para *algunas veces*   0 para *siempre*

Ahora sume esos puntos, lo que le dará un valor entre 0 y 39. Escriba aquí su puntuación total de hábitos positivos: ....

Ahora sume los puntos negativos y los positivos (sombreados y no sombreados).

Escriba aquí su puntuación total: ....

Compare notas

Aquí es donde el detector de hábitos se pone todavía más interesante. Es probable que haya diferencias en las puntuaciones del detector de hábitos que hizo usted y el que completó su amigo, su pareja o su familiar.

Estas puntuaciones variarán dependiendo de cuán bueno sea usted en detectar sus propios hábitos. Ahora tendrá que comparar estas dos puntuaciones generales, y analizar su significado, de modo que le pediremos que se remita nuevamente al ítem *¿cómo lo hizo?* de la página 241. Al hacerlo, podrá tener una buena idea de dónde están sus hábitos *ocultos*, y las áreas en las que necesita concentrar su atención.

Por favor, recuerde que uno de los pasos más importantes que puede dar para romper un hábito es, en primer lugar, notar que lo tiene. Una vez que lo haya hecho, romperlo será un paso relativamente pequeño. Por ejemplo, si se dio cuenta de que siempre ve los mismos programas de televisión, lee el mismo periódico, come sentado en el mismo lugar y va de vacaciones al mismo lugar, sabrá qué tiene que hacer, ¿no es cierto?

Avance

Ahora haga una lista de los hábitos que detectó con el detector de hábitos (encontrará espacio para hacerlo en la página 247). Luego deberá tomarse unos minutos para pensar qué hacer para romper esos hábitos y los pasos que necesita dar para lograrlo.

También deberá escribir los hábitos que fueron detectados por su amigo, su pareja o su familiar, y que usted no sabía que tenía (encontrará espacio para hacerlo en la página 248). Una vez que haya hecho esa lista, podrá empezar a pensar en las formas de romper también esos hábitos. Recuerde, ¡la idea es que salga de su zona de confort! Si lo hace, continuará avanzando a grandes pasos por el camino hacia bajar de peso.

Para cada uno de sus hábitos, deberá plantearse las siguientes preguntas que lo ayudarán a concentrarse en eso:

1. **¿*El hábito es de nacimiento*? Mucha gente cree que nació para ser como es. Argumentan que la genética o la educación los convirtieron en la persona que son actualmente. En la mayoría de los casos, esto es completamente falso. La investigación científica muestra que podemos elegir com-**

portarnos de manera muy diferente a esa *tendencia natural*. Obtener lo mejor de la vida es una elección posible.

2. *¿Ve el hábito como un aspecto de su personalidad?* Puede haber desarrollado un estilo personal, pero eso no quiere decir que su *estilo* o *carácter* siempre dicte la mejor respuesta ante una persona o una situación. Su personalidad no está fijada para toda la vida, tiene que existir una posibilidad de crecer constantemente que lo ayude a explorar nuevas formas de disfrutar la vida. Recuerde, ¡puede cambiar para mejor!

3. *¿Su hábito es aprendido?* Es probable que usted haya aprendido ese hábito, pero también puede ser que se haya acostumbrado a aplicarlo mal. Es probable que muchas veces el hábito funcione en su contra en lugar de a su favor. Si lo aprendió, también puede desaprenderlo.

4. *¿Es un hábito que adoptó de alguien de su familia o de un amigo o colega?* Muchas veces la gente toma hábitos de otra gente. Pero lo que está bien para unos puede estar mal para otros.

5. *¿Es bueno manteniendo ese hábito?* La gente tiende a quedarse con lo que conoce mejor, y se vuelve experta en defender su forma de ser. Sostiene que es parte de su personalidad o de su carácter. Pero eso no hace que el hábito esté bien para ellos ni que sea la mejor solución a sus problemas.

6. *¿El hábito es bueno para usted en general?* Algunos hábitos son indudablemente útiles, pero muchos otros no lo son. Así que deberá plantearse esta pregunta con todos sus hábitos, y tomar una decisión sensata y racional.

7. *¿El hábito será bueno para usted en el futuro?* El simple hecho de que haya funcionado en el pasado no implica que vaya a ser bueno en el futuro. Mantenga una vigi-

lancia constante sobre todos sus hábitos y reexamine su utilidad regularmente.

8. *¿Cuáles son las ventajas de romper con este hábito?* Siempre habrá ventajas en romper un hábito. Si no está reexaminándolos constantemente, hay posibilidades de que se encuentre con un problema arraigado.

9. *¿Quiere cambiar su hábito? Si no, ¿por qué no?* Debería tener muy buenas razones para querer soportar un hábito. Si tiene que decidir conservarlo, asegúrese de que sea por una muy buena razón y no sólo porque es más fácil de ese modo.

10. *¿Cómo hará el cambio si decide deshacerse de ese hábito?* ¡Aplique el enfoque *Haga algo diferente*!

Reflexiones finales

¿Volvió a examinar la puntuación de su flexibilidad de comportamiento? ¿Por qué no anota ahora mismo en su agenda el examen del próximo mes? Y mientras tanto, ¿por qué no pone un recordatorio para volver a pasar por el detector de hábitos también?

¿Qué nuevos hábitos notó en usted mismo y cómo planea romperlos?

....
....
....
....
....
....
....
....
....
....
....
....
....
....
....
....
....
....
....
....
....
....
....
....
....
....
....
....

¿Qué nuevos hábitos notó en usted la otra persona y cómo planea romperlos?

....
....
....
....
....
....
....
....
....
....
....
....
....
....
....
....
....
....
....
....
....
....
....
....
....
....
....
....
....
....

PUNTOS CLAVE

- Continuará bajando alrededor de un kilo de peso por semana hasta alcanzar su figura ideal. Lo logrará porque ha adoptado la manera de pensar de una persona delgada.

- Si permite que sus malos hábitos se vuelvan a instalar en su vida, es posible que vuelva a aumentar de peso nuevamente.

- La fase cinco fue pensada para que incorpore a su vida diaria la capacidad de romper con los hábitos y bajar de peso. Son una serie de herramientas que lo ayudarán a lograrlo. Algunas de ellas idealmente deberían aplicarse cada día. Otras, una vez al mes.

- Si no logra usar las herramientas para romper los hábitos durante un tiempo, no se preocupe. Pero no lo deje por mucho tiempo. Los hábitos negativos intentan constantemente volver a infiltrarse en su vida. Tan pronto como deje de romperlos, comenzarán a aprisionarlo de nuevo.

- Tenga una agenda o un calendario a mano para acordarse de usar las herramientas para romper los hábitos.

| capítulo once | # Haga algo diferente toda la vida |

El hábito, si no se lo resiste, al poco tiempo se vuelve una necesidad.

SAN AGUSTÍN

A estas alturas, ya se habrá dado cuenta de que no sólo somos predicadores de una forma radicalmente nueva de bajar de peso, sino que además ayudamos a la gente a cambiar sus vidas para mejor. Esperamos que ahora comprenda por qué hemos sido tan implacablemente optimistas a lo largo de este libro. El enfoque de *Hacer algo diferente* abre panoramas enteramente nuevos para que las personas puedan examinar y mejorar radicalmente sus vidas.

Una forma de vida

Obviamente, siguió el método de la no dieta para bajar de peso (ni más, ni menos) y eso es lo que logró. Pero deténgase sólo por un momento a pensar en todos los beneficios que brinda el método de la no dieta. En efecto, el método de la no dieta no es una simple dieta, es una forma de vida. La gente que sigue este programa tiene a ser más exitosa. Sus relaciones personales son más armoniosas, son más felices y están más satisfechos. Desde varios puntos de vista, se trata simplemente de una cuestión de sentido común. Cuanto más adaptable sea y más amplio sea su rango de comportamientos, más rápidamente podrá sacar ventaja de las situaciones. Esto le permitirá lograr mayor éxito económico y personal. Asimismo, encontrará nuevas situaciones menos estresantes. Por otro lado, esto demostrará que usted es una persona razonable y más segura. La seguridad personal y financiera lo ayudará a ser más feliz y a estar más satisfecho. Es un círculo vicioso.

A estas alturas, debe haber bajado bastante de peso. Y continuará adelgazando durante muchas semanas y meses. De hecho, si usted continúa aplicando el detector de hábitos y sigue haciendo las cosas de manera diferente, bajará de peso hasta alcanzar el peso natural adecuado para su organismo y lo mantendrá por el resto de su vida. Explorar constantemente todo aquello que la vida nos ofrece es el secreto para bajar de peso de manera permanente. Después de todo, así es como la gente delgada mantiene su peso. No son *naturalmente* delgados. No tienen un metabolismo diferente al suyo. Sus genes no son mejores ni peores que los suyos. Sencillamente, son delgados porque son mentalmente flexibles y debilitan su red de hábitos. Nunca lo olvide.

El secreto para mantenerse delgado es vivir la vida de modo un poco diferente cada día. Vivirla al máximo. No se necesita hacer grandes cambios. Mantenerse flexible implica hacer cambios pequeños y progresivos. Significa hacer pausas en la manera de trabajar y ver el curso del mundo. También significa reacomodar los muebles, comprar una nueva revista o sentarse en un lugar nuevo. Significa saborear el fresco olor de la hierba recién cortada en el parque, distinguir las diferentes capas de música en su canción favorita, cambiar la estación de radio o hacer una lista de sus sueños de infancia. No importa lo que haga hoy: pregúntese si puede hacerlo de manera diferente. Vaya modificando sutilmente su carácter día a día; sea seguro, sea pasivo, sea diferente... Ése es el secreto para mantenerse delgado.

Esperamos que lo haya pasado bien haciendo el método de la no dieta. Si es así, por favor, cuéntesela a sus amigos y a su familia. Su voz puede ayudar a otros a que abandonen las dietas que llevan al efecto yoyo, adelgacen y se transformen en seguidores de la *no dieta*. A su tiempo, se darán cuenta de que vivir la vida al máximo es mucho más importante que hacer dieta.

Y si alguna vez tiene dudas respecto a algo, ¡*haga algo diferente*!

APÉNDICE
RESPUESTAS A PREGUNTAS FRECUENTES

El programa es diferente a todas las dietas que hice antes (y las probé todas). ¿Cómo puede ser que apagar la televisión o cantar en la ducha me ayude a bajar de peso?

Al principio puede parecer un poco extraño, pero una vez que comprenda la base científica del método de la no dieta todo resulta más claro. ¿Por qué no vuelve a leer los capítulos dos y cuatro para lograr una comprensión más profunda? el método de la no dieta se basa en muchos años de investigación científica que muestran claramente que cuanto más logre debilitar su red de hábitos comportándose de manera diferente, más adelgazará.

Sufro de un sobrepeso grave. ¿Aún así puedo utilizar el programa?

¡Sí! Es un programa saludable que beneficia a todos a diferencia de las dietas basadas en la alimentación y el ejercicio. Si tiene dudas, consulte a su médico de cabecera.

¿Debo hacer todo en el orden indicado en el libro?

Las diferentes fases del método de la no dieta han sido pensadas cuidadosamente para romper sus malos hábitos de forma gradual y progresiva. De modo que deberá hacer las fases uno a cuatro en el orden en que se indica. Sin embargo, puede cumplir los pasos entre una fase y otra en un orden diferente. Por ejemplo, puede haber un día en que le resulte difícil cumplir determinado paso, entonces, en lugar de no hacer nada, puede cambiarlo por otro de la misma fase. Dicho esto, vemos muy pocas razones (o excusas) para que tenga que desviarse del recorrido del libro.

Si me salgo del camino y un día vuelvo a caer en hábitos negativos, ¿tengo que volver atrás hasta el principio del programa?

No. Si pierde un día, simplemente retome en el punto en el que lo dejó.

Me quedé atascado en una de las tareas y no puedo pensar en nada nuevo para hacer. ¡Ayúdenme!

¿Por qué no intenta resolverlo con un amigo?, así pueden intercambiar ideas y ayudarse mutuamente. También puede intentar cambiar su perspectiva mental. Piense en lo que haría normalmente, y luego DETÉNGASE. Muchas veces, sencillamente, detenerse y contemplar mentalmente la tarea le dará nuevas pistas. También puede tratar de cambiar el centro de atención mental de adentro hacia afuera, de tal modo que pueda ver o bien el panorama en conjunto, o bien sólo una parte de la tarea. Cambiar su foco de atención lo llevará naturalmente a ver diferentes formas de atacar el problema.

Algunos días no encuentro ninguna motivación para continuar con el programa. ¿Voy a fallar?

Es totalmente natural que la motivación decaiga a veces. Con el método de la no dieta pasa lo mismo. Es importante que recuerde que con el método de la no dieta usted no falla. Pero a algunas personas les lleva un poco más de tiempo obtener lo que quieren. Si esto es lo que le pasa, intente dar pasos más pequeños hacia adelante. No hay prisa. Si hace las cosas de manera un poco diferente cada día, va a bajar de peso. Pronto recuperará el entusiasmo y cuando eso ocurra, sentirá más confianza en usted mismo para avanzar a pasos más grandes.

¿Debería hacer una dieta de bajas calorías al mismo tiempo?

Para bajar de peso es necesario que la cantidad de energía que gasta sea mayor que la que incorpora. Si sigue el método de la no dieta verá que comenzará espontáneamente a comer de manera más sana y a llevar una vida más activa. El método de la no dieta lo ayuda a romper los hábitos que le impidieron hacerlo en el pasado. Y se sorprenderá de los resultados.

¿Voy a necesitar hacer más ejercicio para bajar de peso con el método de la no dieta?

Realmente, es una buena idea hacer ejercicio de forma regular. Es algo clave para vivir una vida prolongada, saludable y feliz. Aunque para el método de la no dieta no es necesario que haga ejercicio, es probable que de forma natural comience a llevar una vida más activa. Algunas de las tareas orientadas a romper los hábitos del método de la no dieta también pueden ayudarlo a volverse más activo, pero no es su objetivo primordial. Las tareas están pensadas simplemente para ayudarlo a liberarse de sus hábitos poco saludables.

Adelgacé bastante pero luego mi peso se estancó. ¿Qué estoy haciendo mal?

Somos individuos diferentes unos de otros en cuanto a la proporción en que bajamos de peso. Algunas personas bajan

de peso rápidamente, otras más despacio o por etapas inter-
caladas con pausas. Es importante que recuerde que el método de la no dieta puede avanzar muy lentamente. Puede ser
que bajar de peso tome tiempo. Si está pensando en darse
por vencido porque su progreso es inferior a lo que esperaba, por favor, no lo haga. A la larga, no se sentirá decepcionado. Hemos estudiado a más de mil personas como parte
de nuestra investigación universitaria. Nuestros clientes adelgazan entre 0,5 kilos y un kilo por semana. Pero dentro de
este promedio hay una gama bastante amplia. Muchos de
nuestros clientes adelgazan más que el promedio mientras
que unos pocos logran adelgazar *sólo* 1,5 kilo por mes. Sin
embargo, si proyecta esa cantidad a un período de tres o seis
meses, se trata de una disminución de peso increíble. Hay gente que pasa años atrapada en el efecto yoyo de las dietas.
Entonces, aunque sólo baje unos pocos kilos durante el programa inicial de 28 pasos, ya se encontrará con ventaja respecto a las personas que aún siguen en el continuo sube y baja
de las dietas.

**Ya van dos semanas y aún no he adelgazado nada. Si hiciera
una dieta intensiva ya estaría más delgado. ¿Cómo puedo continuar?**

Probablemente bajaría de peso más rápido en una dieta
intensiva, pero ¿cuánto tiempo duraría? Cerca del 95 por
ciento de la gente que inicia una dieta termina pesando lo
mismo o más un año después. ¿Es lo que usted quiere?
Siguiendo el método de la no dieta la pérdida de peso es permanente. Además, las dietas son malas para su salud mental y física. Si realmente está pensando en hacer una dieta
de alimentación, le sugerimos que vuelva a leer el capítulo
tres.

En algunas pocas personas la pérdida de peso es lenta cuando siguen el método de la no dieta. Hablando en términos generales, cuantos más hábitos rompa, y cuanto más flexible sea, más adelgazará. De modo que si no está bajando de peso en absoluto (o está bajando muy poco), debería intentar introducir cambios más grandes en su vida. ¿Siempre elige las opciones más fáciles del programa, en lugar de elegir las que lo sacan afuera de su zona de confort? Ésa podría ser la razón de fondo del problema. Como en muchas cosas en la vida, se obtiene del método de la no dieta tanto como se pone en ella. Y lo mire por donde lo mire, el programa es más fácil que estar haciendo recuento de calorías o de hidratos de carbono, o internarse en las tablas de índice glucémico (GI) y carga glucémica (GL), o sufrir la ansiedad y la depresión asociadas a las dietas de alimentación. Por favor, recuerde que no va a fracasar en el método de la no dieta, pero su progreso puede ser más lento que la media. Y además, ¡hombre, bajar de peso lentamente es bajar de peso de forma sana!

Mis amigos también quieren seguir el método de la no dieta. ¿Podemos hacerla juntos o deberíamos hacerla individualmente?

Es muy bueno trabajar con otros en el programa. De ese modo, podrán intercambiar experiencias, brindarse apoyo y disfrutar juntos las nuevas actividades.

¿Mi hija de trece años puede seguir el método de la no dieta?

Por supuesto, el método de la no dieta será mejor para ella que una dieta de alimentos. Si ella está pensando seriamente en hacer dieta, debería leer el capítulo tres, que muestra todos los problemas y los defectos de las dietas. También queremos advertirle que no alimente los temores de su hija acerca de su peso. Si no es obesa, tal vez usted debería hacerla sentir más segura con respecto a su cuerpo. Si apenas tiene un poco de sobrepeso, puede tratar de alentarla a tener un comportamiento más flexible, sin seguir el método de la no dieta. De este modo, tendrá los beneficios del programa sin que sus miedos acerca de su peso se vean reforzados sin quererlo. Si necesita bajar significativamente de peso, tendrá una gran ventaja sobre el resto de nosotros, ya que la gente joven tiende a ser relativamente flexible y no demasiado dependiente de los hábitos. Para ella, el método de la no dieta debería ser no sólo más fácil, sino además más divertida. Para alentarla, puede tratar de asumir un modelo positivo, siguiendo usted también el método de la no dieta. De este modo, usted también obtendrá todos los beneficios del programa.

Soy una persona bastante ansiosa y en realidad me gusta que las cosas sigan siendo como son. ¿Es normal que introducir cambios cause malestar?

Obviamente, es natural que uno se sienta un poco ansioso cuando comienza a moverse fuera de la *zona de confort*. Después de todo, por eso es una zona de confort (es precisamente confortable) de modo que no querrá dejarla. Nuestras pruebas clínicas han demostrado que la ansiedad y el miedo se reducen con el método de la no dieta. Es un efecto secundario del que estamos muy contentos. ¡Es mejor que el mal aliento o la desesperación por la comida! Pero si es de naturaleza ansiosa, comience por introducir cambios más pequeños en su vida. No sea demasiado ambicioso. También puede intentar hacer algunos cambios en privado al principio. Si los introduce gradualmente en su rutina diaria, los cambios no tienen que ser tan impactantes y nadie necesita saber lo que está haciendo.

Me voy de vacaciones y me será difícil seguir con el método de la no dieta. ¿Debo dejarla hasta que vuelva?

¡Las vacaciones son el momento perfecto para hacer las cosas de manera diferente! No lo vea como una pausa en el programa, continúe de todos modos. Las vacaciones son una excelente ocasión para que reflexione sobre sus hábitos y la rutina en la que estuvo atrapado. Mientras esté fuera, trate de no caer en sus hábitos normales de vacaciones, como por ejemplo comer la misma comida o visitar los mismos bares. Intente hacer de estas vacaciones algo un poco diferente.

A mi familia no le gustan algunas de las tareas que tengo que hacer por el método de la no dieta, ¿qué puedo hacer?

Muchos seguidores de la *no dieta* en un comienzo se sintieron incómodos con las reacciones de los demás cuando iniciaron el programa y empezaron a comportarse de manera diferente. Esto puede ser un gran obstáculo para avanzar. De algún modo, muchos de nuestros hábitos y comportamientos se mantienen en su lugar por los demás. Ellos esperan que nos comportemos de la misma manera de siempre y entonces, eso es lo que hacemos. No deje que esa actitud lo detenga o le impida probar cosas nuevas. En lugar de eso, ¿por qué no intenta ponerlos de su parte? Hable con ellos sobre el programa y sobre lo que espera lograr. ¿Por qué no les explica que es la mejor oportunidad que tiene de obtener lo que desea? Una vez que hayan entendido que el método de la no dieta lo ayudará a bajar de peso y a sentirse más feliz y más saludable, probablemente comiencen a darle su apoyo. Y nunca se sabe, ¡hasta puede que quieran probar ellos también! Así que ¿por qué no alienta a sus amigos y a su familia a seguir el método de la no dieta? Obtendrá muchísimo más del programa si lo hace con otras personas. Y mientras tanto, ¿por qué no organiza un club del método de la no dieta por su propia cuenta?

Para mí es importante no apartarme de mis creencias religiosas. ¿Puedo seguir el método de la no dieta sin que se vean afectadas?

¡Sí! No estamos sugiriendo que haga nada que vaya en contra de sus creencias. Tampoco estamos recomendando nada que pueda perjudicarlo ni a usted ni a ninguna otra persona. Hemos descubierto que la gente puede seguir fácilmente el método de la no dieta sin ir en contra de su moral ni de sus principios religiosos.

Me resulta difícil entender algunas de las ideas del método de la no dieta. ¿No soy suficientemente inteligente para seguir el programa?

En absoluto. ¡Usted ha sido lo suficientemente inteligente para comprar este libro! Hemos intentado hacer que algunas teorías psicológicas bastante complejas resultaran lo más sencillas posible. Si no lo hemos logrado, sólo nos queda pedirle disculpas. Es importante que recuerde que no necesita entender la ciencia que subyace al método de la no dieta para bajar de peso. Hemos explicado la psicología de *Hacer algo diferente* en varios tramos de este libro para las personas que quieren conocerla. Si no le interesa, pero aún quiere bajar de peso, todo lo que tiene que hacer es seguir el programa. Si en algún momento lo confunden los términos que hemos usado, puede remitirse al glosario de la página 265.

Los demás dicen que soy delgado, pero me siento obeso. ¿Puede de todas maneras aplicar el plan para bajar de peso?

Si su índice de masa corporal está entre 18,5 y 25, usted ya está en un peso saludable. El IMC (o en sus siglas en inglés,

BMI) es una medida estándar que relaciona el peso a la altura. Puede encontrar tablas de IMC en Internet, en el consultorio de su médico, o bien puede calcularlo usted mismo de una manera bastante fácil. Se obtiene simplemente dividiendo su peso en kilogramos por su altura en metros cuadrados (es decir, multiplicada por sí misma). Las personas que han hecho mucha dieta, pueden comenzar a verse más gordos de lo que en realidad están. Eso puede ser un síntoma de *dismorfia corporal* y puede estar relacionado con un desorden de la alimentación. Si este punto lo preocupa, debería buscar ayuda profesional. Comience por hablarlo con su médico de cabecera. Dicho esto, como la sociedad va camino del sobrepeso, lo que se considera como peso *normal* va aumentando poco a poco. Hoy en día, es más probable que una persona regordeta de treinta años de edad sea considerada como de peso normal. Por esta razón usted debería quedarse con la definición médica de lo *normal*, que es un índice de masa corporal de entre 18,5 y 25.

Una de las mejores cosas del método de la no dieta es que la gente tiende naturalmente a su peso ideal. De modo que si realmente tiene sobrepeso, irá bajando gradualmente los kilos de más. Sin embargo, si está en el peso correcto, mantendrá naturalmente ese peso.

¿Cómo puedo seguir motivado después de terminar el programa?

Prácticamente todos los que cumplen el programa inicial de 28 pasos se sienten tan inspirados por el método de la no dieta que continúan naturalmente rompiendo sus hábitos. Pero si su entusiasmo comienza a decaer, deberá usar las herramientas para controlar y romper hábitos que presentamos en la fase cinco. También puede intentar volver a hacer alguno de los ejercicios de las fases uno a cuatro. Por ejemplo, puede intentar hacer alguna de las tareas semanales definidas en las fases uno y tres. Elija algunas diferentes de las que hizo la primera vez. Y recuerde, la clave para bajar de peso (y para no volver a engordar) es romper sus hábitos haciendo las cosas de manera diferente.

Estoy llegando al final del método de la no dieta, ¿adónde tengo que ir después?

El programa *Haga algo diferente* no es algo que se hace sólo por unas semanas. Esperamos que se convierta en una filosofía para usted y que la siga por el resto de su vida. De ese modo, los kilos de más no regresarán nunca. Continúe aplicando las ideas en las que se sustenta y siga adelante. Que no sea sólo una ilusión. ¡Hágalo!

¿Verdaderamente voy a seguir bajando de peso después de que termine el programa?

¡Sí!

Asertivo: la persona asertiva es la que insiste en sus derechos, o reclama lo que quiere.

Darse cuenta: capacidad de un individuo de controlar y prestar atención a su mundo interno y a su mundo externo.

Equilibrio: certeza de que cada aspecto de la vida recibe la atención y el cuidado debidos. Debe ponerse un nivel de esfuerzo suficiente en los aspectos importantes, y se debe recibir suficiente satisfacción de ellos.

Comportarse como se espera: hacer lo que otros normalmente esperarían que uno hiciera.

Comportarse como se desea: hacer lo que se desea, no lo que los demás quieren que uno haga.

Calmado/relajado: no estresado; apacible y sin tensiones.

Cauteloso: que no es confiado; es prudente y consciente de los riesgos.

Conciencia: capacidad de diferenciar lo correcto de lo incorrecto y hacer lo correcto.

Convencional: tradicional, formal, de acuerdo con las costumbres normales.

Terminante: concluyente, seguro.

Inteligencia emotiva: capacidad de reconocer las emociones propias y las de los demás, y saber cómo hacerlas funcionar a su favor, no en su contra.

Enérgico/dinámico: entusiasta, motivado.

Extravertido: abierto, sociable.

No sentir temor: actuar sin temor ni turbación; enfrentar lo desconocido con la misma energía con que se aborda lo conocido.

Firme: resuelto, que respalda lo que piensa, determinado.

Flexible: abierto al cambio, dispuesto a adaptarse y capaz de hacerlo.

Amable: apacible, bondadoso, delicado.

Centrado en el grupo: que adopta el punto de vista del equipo, avanza junto con el grupo.

Centrado en lo individual: que actúa por su cuenta.

Introvertido: introspectivo, poco comunicativo.

Animado: efervescente, efusivo, lleno de vida, vivaz.

Apagado: aparentemente falto de energía, abúlico.

Abierto: con mentalidad abierta a las cosas nuevas, sin prejuicios.

Predecible: que tiende a los hábitos; todos saben lo que va a hacer a continuación.

Proactivo: toma la iniciativa, prevé y se adelanta.

Reactivo: responde automáticamente, deja que se desencadene su manera de actuar.

Arriesgado: que asume riesgos, actúa sin tener en cuenta las consecuencias.

Asumir la responsabilidad: la medida en que una persona acepta su responsabilidad personal, independientemente del impacto de factores externos. Asumir la responsabilidad es el motivador, el autolimitador y el indicador de la misión de una persona.

Concentrado: con una atención muy dirigida, sabe qué y cómo.

Inteligencia social: colaborar de una manera positiva con la gente y la sociedad. Es hacer algo por los demás, aportar al capital social de manera desinteresada.

Espontáneo: que hace las cosas de improviso, sin reflexión previa.

Sistemático: que planifica y piensa cada cosa con antelación, ordenadamente.

Confiado: cree que los demás son sinceros y fiables.

No asertivo: ser no asertivo es no ponerse en primer plano, no pedir lo que se desea.

No convencional: diferente, dispuesto a destacarse.

Impredecible: los demás no saben qué hará a continuación.

Cuidadoso: atento o cauteloso, no confía de buena gana en los demás.

Para saber más, puede ir a www.nodietdietway.com